每日一学系列丛书

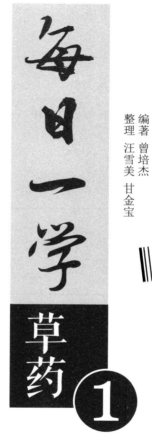

每日一学

草药 ①

编著 曾培杰

整理 汪雪美 甘金宝

U0189310

中国科学技术出版社

·北京·

图书在版编目（CIP）数据

每日一学草药.① / 曾培杰编著. — 北京：中国科学技术出版社，
2020.8（2024.4 重印）

（每日一学系列丛书）

ISBN 978-7-5046-8681-7

Ⅰ.①每… Ⅱ.①曾… Ⅲ.①中草药－基本知识 Ⅳ.① R282

中国版本图书馆 CIP 数据核字 (2020) 第 091432 号

策划编辑	焦健姿　韩　翔
责任编辑	孙　超
装帧设计	佳木水轩
责任印制	李晓霖

出　　版	中国科学技术出版社
发　　行	中国科学技术出版社有限公司发行部
地　　址	北京市海淀区中关村南大街 16 号
邮　　编	100081
发行电话	010-62173865
传　　真	010-62179148
网　　址	http://www.cspbooks.com.cn

开　　本	850mm×1168mm 1/32
字　　数	165 千字
印　　张	8.25
版　　次	2020 年 8 月第 1 版
印　　次	2024 年 4 月第 3 次印刷
印　　刷	北京盛通印刷股份有限公司
书　　号	ISBN 978-7-5046-8681-7 / R·2546
定　　价	30.00 元

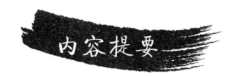

内容提要

　　小草药，大用处。中草药是中医药文化的重要组成部分，是大自然赋予我们的宝贵财富。从古至今，劳动人民一直都能充分利用自然界的各种草木、花果治疗疾病。本书根据曾培杰老师在民间开设的"每日一学·草药"栏目整理而成，采用讲故事的形式，讲述了各种草药对不同疾病、不同证型的治疗效果，展示了诸多常用的草药验方、茶疗方、食疗方。书中故事轻松有趣，情节引人入胜，语言通俗易懂，摒弃了以往中医著作的种种文辞奥古、佶屈聱牙，轻松达到传播与教授中医文化及草药知识的目的。书中还特别设有"草药小贴士"，详细介绍草药的性味功用，以便读者更加深入地了解草药。相较于传统中医教材，本书的适读性更优，适合广大中医药爱好者阅读参考，中医药院校学生亦可通过本书的内容加深对理论学习的理解和掌握。

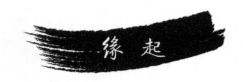

缘起

无界限学校，天地大讲堂。

在今年暑期山林班结束后，我们便在早晨6点钟开始"每日一学·草药"这个栏目。

大家围坐在湖心亭公园的中心。湖光、山色、清风、朝阳、鸟叫、虫鸣……

我们讲学的地方，以天为庐，以地为席，以山川万物为依靠。

看着这刚刚修建好的湖心亭公园，这是和学生老师们用近半个月的时间建成的。

依稀记得大家跳进河里捞石头，砌石铺路，垒石为台，立石为碑，孩子们或爬到树上玩耍，或卖力干活，或围着篝火发呆，或高声歌唱，或受伤出血后冷静地敷草止血……

看着孩子们对草药世界的好奇，以及现学现用。墨旱莲捣烂可止血，薄荷叶外搽可止痒，车前草煮水可治尿赤痛，葫芦茶含在嘴里可以解渴……

他们看到什么植物，都会问，这是什么药？

见青皆是药，这大自然的草药宝库，我们岂可入宝山而无所得。因此，草药是普及中医的一个关键的环节。

我们在力求把每一味药讲精、讲透的同时，也尽量讲得通俗易懂，让大家都能听懂、识得、会用。在日常生活中，遇到一些小病小痛，便能信手拈来，到田边屋角转一下，便把疾病轻松化解了。

而这便是中医生命力的真正所在，简、验、便、廉，就地取材，甚至不花分文毫厘。

中医的根在民间，在广袤的山川间。

而当广普大众都能够轻松应付一些普通疾病的时候，中医文化的根就真正扎牢了。将来，中医文化一定会绽放出属于它最璀璨的光彩！

点一盏明灯，燃希望之火，照亮黑暗的每一个角落，远离迷惘，解开疑惑，海天任遨游……

曾经有人说过，给我一个支点，我能撬动地球。

我们也曾经说过，给我们一支笔，我们能撬动整个世界。

有时候一个小小的善念，却能温暖大大的人世间。

愿是人生的发动机，是照亮黑暗的那盏明灯。

我们普及草药的愿景是什么？是要在世界每一个角落都能看到中医药发光发亮！

中医药文化普及最快的，就是草医文化、草药文化。

路边一把草拔出来就能将病治好，这种是普及效率最快的，也是老百姓都愿意争相传唱的。

　　苹果公司的创始人乔布斯有一个愿望，就是建立云端教育，使人们能够共享知识，无国界、无民族、无肤色，把所有大学校园的墙都推倒，让人人都可以接受最高端前沿的教育。

　　中医也一样，我们会突破国界、民族、肤色的障壁，通过中医人的努力，建立云端共享，把中医药文化普照到每一个国家，每一个角落。

　　愿更多的人踏上这艘中医普及的"大船"，让更多的人能共享中医的伟大智慧！

目 录

壹

贰

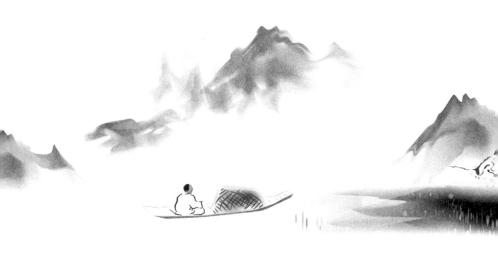

第 1 日
叶下红（一点红）

7 月 28 日 晴 湖心亭公园

　　这棵草药名为叶下红，也称一点红。一点红这味药，可以治从头到脚的炎热。它有三大功用，第一是清热解毒，第二是利水消肿，第三是凉血消炎。

 外伤

　　手被镰刀之类的割伤，用止血贴会导致伤口发炎，但用叶下红这味草药外敷，绝对不会使伤口发炎。将叶下红捣烂，敷在伤口上，再用白茅根缠紧，当下就不会痛了，随后炎火一退，伤口就容易愈合了。

这味药，民间的伤科医生用得很多。胸部受了撞击，或者腹部被棍棒击打，总觉得隐痛。用叶下红捣烂加酒炖服，酒乃周身上下药引子，加强它活血的力量。这个汤方是民间的伤科医生告诉我的，普通的跌打损伤、瘀肿都可以用它。

目赤肿痛

眼底角膜周围出血、红热，直接用新鲜的叶下红，煮水加红糖，一般吃 1 ~ 2 次就好。因为它具有清肝火的功效，加桑叶更管用。

扁桃体肿大

上次在山里遇到一个扁桃体肿大的患者，给他开了新鲜的叶下红、白花蛇舌草各 500 克，煎汤服 1 次就好了。加点蜂蜜煮，吃起来口感好又润肠通便，肠火下则炎火消。

咯血

一个老阿婆晨起会咳，咳痰里带血丝，怎么办呢？她脉象偏大，诊断为肺热咳嗽，就用这个一点红和墨旱莲各一把，煮水喝了，第二天咳痰就没有血丝了。

鼻衄

常见的鼻衄，都是血热上犯，当然不排除有血虚或气虚不能固摄的可能。初发的鼻衄，大都属于实证，用一点红和白茅根各一把，或两者单用都有效，加起来效果更好，吃下去鼻血就会收住。如果偶尔鼻衄，或者月经期鼻衄，用这个方法都有效，而且这两味药都可以当菜吃。如果是几个月反复的鼻衄，要加归脾丸。

乳痈

民间经常碰到一些乳痈、乳胀疼痛的，乳房局部红肿起包的患者，用外敷药效果好。捣烂叶下红，加酒炖，敷在患处就能消肿。叶下红又被称为"痈肿消"。

炎症

对于局部的炎症，叶下红都管用，如果身体虚的话要加黄芪。对于胃炎、胃热、胃痛的患者，叶下红加蒲公英煮水喝，胃痛就会减轻。

对于肾炎、尿道炎、膀胱炎，只要记得一个指标，即小便黄赤疼痛，就用叶下红，单味药也管用，配合珍珠草或者车前草，尿道痛就好了。前段日子有一个老农，暑热的时候去干活，出了很多汗，尿液黄赤，排尿时涩痛。我四下一望，有车前草和叶下红，拔了给他，一块熬了喝了就好了。

来例假的时候，如果是血热就可以吃，血寒不可以吃，血寒又有点炎症，那就要加点红糖或者生姜。

草药小贴士

一点红，又名叶下红、红背草、痈肿消，味微苦，性凉，清热解毒，凉血消炎，利尿逐水，活血消肿，用于咽喉痛，口腔破溃，风热咳嗽，泄泻，痢疾，小便淋痛，乳痛，疖肿疮疡。

《岭南采药录》：治肠痔泻血，利小儿积虫，治五疳、开胃进食，解鱼毒。

《福建民间草药》：活血消肿，利尿逐水。

《陆川本草》：凉血消炎。治伤口感染红肿。

《南宁市药物志》：止痛，消恶毒大疮，眼结膜炎。

《生草药手册》：治乳疮，痢疾。

(1)治赤白痢证及远年便血：一点红和猪精肉煎汤服之。

(2)治水肿：鲜一点红全草、灯芯草各100克。水煎，饭前服，每日2次。

(3)治妇人乳痈初起：鲜一点红茎叶1握，加红糖共捣烂，加热敷贴。

(4)治无名肿毒，对口疮：鲜一点红叶1握，加红糖捣烂敷贴，每日换2次。

(5)治喉蛾：鲜一点红150克，水煎，频频含咽。

(6) 治小儿疳积，一点红根 15 克。蒸猪瘦肉吃。

(7) 治跌打肿痛：一点红 400 克，土牛膝 200 克。共捣烂，敷患处。

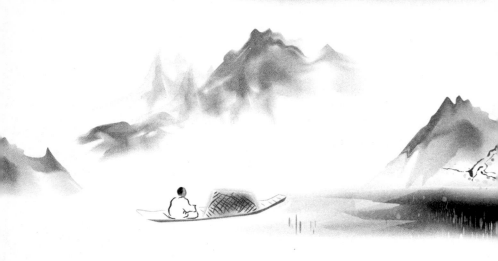

第 2 日
白花蛇舌草

7 月 29 日 晴 湖心亭公园

　　有一味药，开白色的花，叶片像蛇吐的芯子一样，因此名为白花蛇舌草。

　　它分为大号和小号两种体型，小号的效果是大号的两倍。小号的气味更芳香，从土里拔出来的根是芳香的，芳香带补。因此，这是少有带补性的清热解毒药，有甘甜味，甘甜补益，入脾，能够生肌。

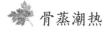 ## 骨蒸潮热

有一位患者长期熬夜，脸上掉肉，晚上"烧骨头"，什么叫"烧骨头"？我们当地叫骨蒸潮热，就是说骨头里面会发热。我叫他用白花蛇舌草，一次用半斤，吃了以后"烧骨头"的现象就没了，脸上的肉也慢慢长回去了。

我就体会到《草药歌诀》上面讲，甘温能够益气生肌肉，像黄芪、党参、甘草。看到肌肉已经掉下去了，就用黄芪、党参、甘草，如果又有里热，就要用白花蛇舌草。把中气培补起来，把热气清出去。

 ## 炎症

治疗慢性炎症，我常用补气药配合白花蛇舌草。

有一个妇科炎症的患者，用了半年消炎药也没好。现在手发凉，舌头都白了。我让患者赤脚走路，然后再用黄芪、党参、白花蛇舌草、枸杞子这几味药煲汤。吃了1周，炎症就消退了，这叫补气解毒法。

慢性炎症总治不好，一定要补气，因为久病气虚。先用黄芪、当归补气，再用白花蛇舌草、两面针，破开炎症，排出体外。如果把黄芪、当归比喻成粮草，两面针就是将军，而白花蛇舌草最后清理战场，那些炎症就被清理出去了。

慢性炎症四药，黄芪、当归、白花蛇舌草、两面针，对输卵管炎症粘连问题也有效。只要是气虚带湿热的慢性炎症，都有效。

在南方，看病最容易碰到的两个现象。第一，气不够，南方人的气不如北方人那么雄壮，没有那种豪迈之感。第二，南方湿热重，而且海拔低，低处生湿，跑到低处去肯定觉得湿湿的，高处就比较干爽，像晾衣服都是晾在高处才干得快。

南方人上了年纪以后，腰酸、腿软、脚麻的人很多。因此，在南方治病，只要会补气、会排湿，就行得通了。

我一看她舌头偏白，就知道气虚，用黄芪、党参、枸杞子。又有炎症，就用白花蛇舌草。我们用的白花蛇舌草不太一样，是新鲜的草药，一定要用在太阳下晒着的白花蛇舌草直接煲汤喝，可以把它的凉性降到最低，不会凉胃。

再看白花蛇舌草治疗喉炎、咽炎。

山里茶农的妻子因咽炎讲不出话来，打了两天消炎针没好。我说："白花蛇舌草和一点红，两味药各采新鲜的一大把，煮水，再兑一点蜂蜜，喝 1 次就好。"

新鲜草药不像中药饮片，需要煮 1 个多小时，泡在沸腾的水里滚几分钟，捞起来就可以吃了，而且带着香气。新鲜草药起效最快速，是急性、热性病的克星。

之前，有一个咳痰带血的患者，饮用白花蛇舌草、墨旱莲和白茅根。墨旱莲止周身出血，白茅根入肺专治咯血、流鼻血，加上白花蛇舌草清热凉血。

另外，我们发现伤口容易发炎的人，用新鲜草药好得更快。我们做过相关测试，左手、右手各一个同样的伤口，一边用创可贴，另一边用墨旱莲和白花蛇舌草捣烂外敷，再用白茅根作为纱布，包扎好，比较哪边效果更好，结果显而易见。

白花蛇舌草可以止体表的出血，又可以消里面的火。它的消炎作用是从头到脚的。有一个有"兔子眼"的患者，眼睛又红又热，用桑叶煮水喝没有好。我说，再加白花蛇舌草和墨旱莲。这些药在我们当地随处可以采到。这次，一吃下去就好了。

像这一类眼睛发红的热性病症，10 个里，桑叶能够治好 8 个，剩下 2 个，就需要再加白花蛇舌草和墨旱莲了。一个人战不下吕布，刘关张就一起上，打组合拳。

 癌

治癌症，很多医生喜欢用白花蛇舌草，不过他们用的是干品，如果用鲜品，效果会提高 50% 以上。

癌症后期常会身体热，但手脚又发凉，我们要用太阳晒过的、新鲜的白花蛇舌草配到药材里。

对于各类癌症，白花蛇舌草都可以起到一定的疗效。疗效高低，就看病情轻重、患者是否配合以及如何处方用药。

对于胃癌，使用白花蛇舌草配蒲公英；对于肺癌，白花蛇舌草配炒薏苡仁、桃仁、芦根；对于肠癌和阑尾炎，用白花蛇舌草配红藤、败酱草。

草药小贴士

白花蛇舌草味微苦甘，性寒，归胃、大肠、小肠经，清热解毒，消痈散结，利湿通淋，主治痈肿疮毒，咽喉肿痛，毒蛇咬伤，热淋涩痛。

《潮州志·物产志》：茎叶榨汁次服，治盲肠炎，又可治一切肠病。

《广西中药志》：治小儿疳积，毒蛇咬伤，癌肿。外治白疱疮，蛇癞疮。

《闽南民间草药》：清热解毒，消炎止痛。

《泉州本草》：清热散瘀，消痈解毒。治痈疽疮疡，瘰疬。又能清肺火，泻肺热。治肺热喘促、嗽逆胸闷。

(1) 治痢疾、尿道炎：白花蛇舌草 50 克。水煎服。

(2) 治黄疸：白花蛇舌草 50～100 克。取汁兑蜂蜜服。

(3) 治急性阑尾炎：白花蛇舌草 100～200 克，羊蹄草 50～100 克，两面针根 15 克。水煎服。

(4) 治小儿惊热，不能入睡：鲜白花蛇舌草打汁，服 1 汤匙。

(5) 治疮肿热痛：鲜白花蛇舌草洗净，捣烂敷之，干即更换。

(6) 治毒蛇咬伤：鲜白花蛇舌草 50～100 克。捣烂绞汁或水煎服，渣敷伤口。

每日一学·草药①

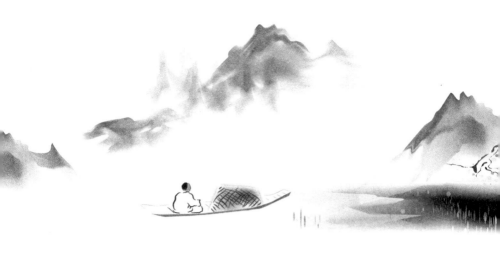

第3日
节节花

7月31日 晴 湖心亭公园

今天讲的这味药，叫节节花。它每一节都开花。

无名肿毒

我最早认识节节花是在我五六岁时。当时，邻居家的小孩子脚上长了疮肿，他爷爷就到溪边拔节节花，捣烂敷在脚上，换了两三次药后，那些疮就退了。

它能在湿地里头长得那么潇洒，说明体内积聚很多湿毒的时候，就可以用它。

药书上讲，节节花可消无名肿毒，什么叫无名肿毒？就是莫名其妙的毒疮、毒包，但我们要记得节节花毕竟是偏凉的，因此治疗那种往外发出来的肿毒效果才好。

 肺热

节节花治疗肺热咳嗽是排第一的。因为肺主治节，它节节开花，所以它能够引肺热下行。

肺热有哪些表现？咳嗽，甚至热迫血行时，还会咳出血丝。咳出的痰黏黏稠稠的是热，清清稀稀的是寒。这是湖南的陈厚忠老先生传给我们的经验。

黄稠又带血丝的痰，用节节花和墨旱莲各 50 ～ 100 克煮水，一喝下去，痰就变清稀了，血也止住了。如果不带血的话，单用节节花就管用。有个老阿姨告诉过我，她之前咯血，用节节花煲瘦肉汤，吃着吃着就好了。

从肺开始，先讲咽喉，因为咽喉为肺之门户，肺气要从咽喉里吐出来，治咽喉热毒的药实在是太多了，节节花就可以，因为它直接入肺，肺上通咽喉，开窍于鼻。

鼻腔热灼、咽痛，用节节花加射干。射干疗咽闭而消痈毒，嚼新鲜的射干，咽喉会凉一整天，比薄荷还管用。用节节花配合射干治疗急性咽炎，建议好一大半后就不要再吃了，再吃就容易寒凉伤身了。好多时候我们叫中病即止，你打中了病就要止了，不必再往死里揍，不然把正气也打虚了。

阑尾炎

再讲胃肠。

我在大学期间，有个急性阑尾炎转为慢性的患儿，他父亲问我有什么办法，我说，就用当地的草药，节节花和败酱草。"败酱"就是味道像腐败的酱料，败酱草可以去肠中的黏浊。如同鱼腥草的味道像鱼的腥臭味，可以清肺中的黏浊。

当时一用这个节节花就用到 500 克，煮水代茶饮，这两味药都很平和，不容易伤身。吃到嘴不臭、口不苦、咽不干的时候，就不要吃了。因为口苦、咽干、口臭都是一派热火之象，上焦以上是热的，所以这个清凉的药一下去，他口中生出甘甜的津液，肠道的堵塞也就好了。

泌尿系炎症

再讲膀胱。

节节花有一个很好的效果，利水、利尿。我的老邻居急性前列腺炎发作的时候，排尿时针扎样痛。就去采一大把节节花，煮水，兑蜂蜜喝。

为什么要兑蜂蜜？蜂蜜像润滑油，大便、小便不通都要用它。它不仅可以润大肠、润膀胱，还能润五脏六腑。

蜂蜜还有一个重要功效——解毒。被蜜蜂蜇了，被虫蛇咬了，涂点蜂蜜就能控制住，还可以解食物上残留的农药毒。

蜂蜜的第三大功效是滋补。"夏季无病常带三分虚"，一到夏天，有的人就容易劳累没精神，或者是容易中暑的人。用蜂蜜兑上党参粉，用水冲服，人体抗暑热的能力就增强了。中暑就是气阴两虚，党参补气，蜂蜜养阴，合用就是气阴并补，有时候比生脉散还管用，也方便。

夏天大暑前后或者夏至前后，是最容易劳累、出很多汗的时候，用这个方法补气养阴，然后再去干活很有劲，这是蜂蜜引发的思考。

 ## 痈肿疮疡

"痈疽发背"，痈疽发到那个背上。这个怎么办呢？节节花加仙人掌捣烂，敷在局部，每半天换一次药，连续敷五六次后，就平了。

为什么要加仙人掌？因为疮外有一层膜，一般药进不去，所以需要一点带刺的，用刺苋可以，用仙人掌也可以，只要是带刺的，捣烂了，加到节节花里，捣得越烂越好，再敷到疮周围，那些疮就会慢慢平下去。

疮痈原是火毒生，这些疮痈肿是火毒发出来的，就要清火、败毒。也不是所有疮都用节节花，往下陷的，就要用补中益气的药了。捣烂过后，也可以用鸡蛋清敷在上面，也可以调点蜜。

节节花捣烂调酒外敷，还能治疗湿疹和包块，不管是乳痈、乳腺增生还是这些痞块。酒能行气活血，是很好的药引，配合节节花清热败毒的功能，两者配合，那些痈肿

每日一学·草药①

也慢慢消掉了。

 虫蛇咬伤

节节花还有一个重要的功效，是一个草医告诉我的：它是蛇药，被蛇咬伤了要用它，这是其他解毒药没有的功效。

普通的蚊虫蜈蚣咬伤，节节花捣烂敷在上面，可以防止那些毒到处乱走。

 草药小贴士

节节花味淡，性微寒，无毒。入心、小肠二经。清热解毒，利尿通淋，凉血散瘀。主治咳嗽吐血，痢疾，肠风下血，淋病，痈疽肿毒，湿疹。

《生草药性备要》：散瘀，消毒，敷疮。

《植物名实图考》：洗无名肿毒。

《福建民间草药》：消炎止痛，拔毒退肿。

《民间常用草药汇编》：治咳嗽、吐血，下乳。

《四川中药志》：清火退热，治牙痛，利水，疗肠风下血。

《泉州本草》：清热解毒，逐血消瘀，通淋利小便。治发热口渴，淋症，肠痈，痢疾，外敷痈疽肿毒。

(1) 治诸种淋症：节节花鲜全草煎汤服，每次2

两，每日 2 次。

(2) 治小便疼痛：节节花全草，每次 2 两，煎汤泡食盐或糖，代茶频服。

(3) 治慢性肠痛：节节花鲜全草，捣绞汁泡酒服，每次 1 两，每日 3 次。

(4) 治疔疮肿毒：鲜节节花全草，用冷开水洗净，和冬蜜捣贴，每日换 2 次。

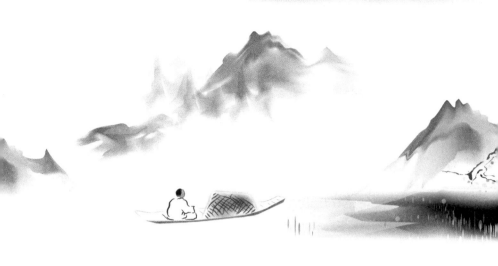

第 4 日
牛筋草

8月1日 晴 湖心亭公园

　　牛筋草这味草药比较特别，很难把它拔出来，而且它的茎像筋骨一样坚韧。长在田埂里的牛筋草，千万个人踩过去，它依然长得很好，不怕踩。因此，"千人踏""万人踩""万人拔"都是它的别名。

　　"千磨万击还坚劲，任尔东西南北风。"它有强大的舒筋活络功效，还能利水清热，把筋骨肌肉里的水热导至体外。

温热病

我小时候在村里读书，当时村子里的两个学校同时暴发流行性感冒。发热、咽炎，严重的头面还会肿大，传染得也很迅速。

我学校的校医很厉害，立马叫孩子去拔牛筋草。操场上到处都是，我也拔了几根，很难拔。大家拔了大半蛇皮袋，放到厨房的大锅里熬，熬出水来分给大家喝。这波流感就被这种小草扑灭了。

快要感冒，咽喉痒痛的时候，立马用它煮水喝，慢了效果就差了。

防治流行性乙型脑炎这种温热病，直接用牛筋草200克，水煎，连服3日。如果已经发热了，就再加点石膏或者白花蛇舌草和积雪草。

牛筋草味甘淡，性平，不伤胃，能够利湿，淡味入腑通筋骨。就是说甘淡的这些物品，像玉米须、车前草、牛筋草，吃下去后五脏六腑的那些热都通过小便带出体外，这叫"阳随阴降"。

阳热通过小便排出来后，热就退了。因此，治发热少不了利尿药。古人治病以利尿为捷径。治疗炎症，中医不消炎，而是清热利水。就像烧红的铁块，用水冲凉得快。

人也是小便一流通，多余的热排出体外，口苦、咽干、发热症状就都好了，这是牛筋草治疗温热感冒。

睾丸痛

很多中药都形似人体的器官，陈皮像皮，山药像肉，丹参像血管，牛筋草像筋。肝主筋，下络阴器。因此，人生气后，如果小腹痛、睾丸痛、肋骨痛，这时牛筋草加荔枝核或者橘核，煮水服用，肋痛跟睾丸痛同时都好了。

睾丸痛我们用核类药，植物靠核来繁衍后代，人靠睾丸，靠阴器来繁衍后代。所谓"同气相求"，没有荔枝核，就用橘核，没有橘核就用龙眼核，都管用。

吃东西的时候，嚼一嚼那些核，可以下气，把体内郁闷之气破开。但是，有些人吃得太多，容易腹泻。

有一个专治小儿睾丸炎的良方，用牛筋草 50 克，加上 7～10 个荔枝核，水煎服。这叫行气解毒法，行睾丸之气，解肝经之毒。

中暑

夏天中暑，是患者身体底子虚，暑热攻上头脑，因此治疗中暑就有治本与治标两个思路。

治本，就是用生脉散一类，把气阴补足。治标，就是用牛筋草和淡竹叶，或者是这个节令长得最好的白花蛇舌草，一起煮水服用。那种头昏脑涨、心慌的症状就好了。用生脉散来治本，用牛筋草、淡竹叶、白花蛇舌草来治标，是防治中暑的很好方子。

在大暑，天气最热的时候，去采点竹叶，再拔点牛筋

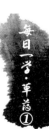

草，煮水，就是凉茶。如果有口干、口渴、喝水不解渴的症状，一喝就好，严重的再兑点蜂蜜。

久旱盼云霓，天干盼甘露，我们就是给身体"下场雨"。

🌿 筋骨伤

牛筋草既然入筋，肯定会对筋骨伤有帮助。牛筋草加威灵仙，可是草医的不传之秘，威灵仙宣通十二经脉之气，牛筋草走周身之筋骨。腰以下的筋骨伤，一般就用牛筋草加威灵仙。

威灵仙又名铁脚威灵仙，老年人腿软无力，用党参配威灵仙效果很好，像余浩老师常讲，党参加猪鞭效果也很好，只是我现在很少用动物药。

如果是腰部以上胸肋部的外伤、气闷或者扭伤，用牛筋草加丝瓜络或者全瓜蒌，胸部以上的气就会被打开。如果患者能喝酒，水酒各半煎服，酒能够行药势，助药力，乃身体十二经脉前行引导也。

🌿 妇科炎症

牛筋草还可治疗妇科炎症，白带偏黄浊，有些人用益黄散有效。但是我们当地可以不用钱就解决，在路边、田埂上就能找到牛筋草和车前草。牛筋草引入肝经，车前草把肝经的水利出去，碰到尿黄浊或者带下异臭的，牛筋草、车前草加红糖，一起煮水服用。妇人以血为用，很多药要加点红糖，既补血，也能引药入血分。

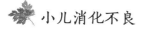

小儿消化不良

牛筋草还有一个很好的作用，它甘淡平和，可以用来治疗小儿消化不良。它还有一个别名叫作野粟，因为结的果实像小粟米。凡是米粒样的东西都入脾胃，助消化。因此牛筋草加点山楂一起煮水，可以让孩子们胃口好、消化好、疾病少。

这小小的一味牛筋草，可以领着它全身跑。

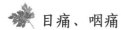

目痛、咽痛

有人吃了菊花眼睛还痛，但是吃了菊花加牛筋草，眼睛就不痛了。

有人咽喉痛，用牛筋草加岗梅。岗梅这味药不得了，我们当地叫秤星树根，它的根茎星星点点，像秤杆一样，正名叫山甘草，即山上的甘草。岗梅还是某知名凉茶品牌里头的一味主药，他们公司常到五经富镇上收购。现在山里大棵的岗梅基本都被人采走了，还有很多小棵的，以前都被砍来当柴烧。

所以说，识得是宝，不识得是柴草。

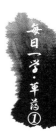

草药小贴士

牛筋草，因其贴地有力不易铲锄，茎和花柄颇为结实，不易拉断，河南部分地区称为"老驴拽"，山东方言叫"钝刀驴"，湖北方言为"内巴都"。分布于全世界温带和热带地区，为一年生草本植物。

味甘，性平，无毒，入肝、肺、胃三经，具有清热、利湿的功效。主治伤暑发热、小儿急惊、黄疸、痢疾、淋病、小便不利，并能防治流行性乙型脑炎。

自魏晋以来，民间及中医经久相传，此草煮水，常服，有防疫、抗瘟病时毒奇效。与金银花制剂配合常服，可预防流行性感冒及其他流行疫病。

(1) 治高热，抽筋神昏：鲜牛筋草四两，水3碗，炖1碗，食盐少许，12小时内服尽。

(2) 治下痢：牛筋草1～2两，煎汤调乌糖服，每日2次。

(3) 治小儿热结，小腹胀满，小便不利：鲜牛筋草根2两，酌加水煎成1碗，分3次，饭前服。

(4) 治伤暑发热：鲜牛筋草2两，水煎服。

(5) 治淋浊：鲜牛筋草2两。水煎服。

(6) 治腰部挫闪疼痛：牛筋草、丝瓜络各1两，炖酒服。

（7）治疝气：鲜牛筋草根四两，荔枝核 14 个，酌加黄酒和水各半，炖 1 小时，饭前服，每日 2 次。

（8）治乳痈初起，红肿热痛：牛筋草头 1 两，蒲公英头 1 两，煮鸡蛋 1 个。并将草渣轻揉患处。

（9）预防乙型脑炎：鲜牛筋草 2～4 两，水煎代茶饮。

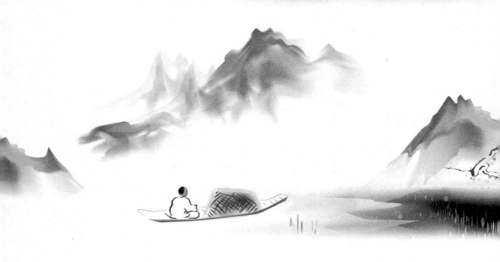

第 5 日
白茅根

8月2日 阴天转大雨 湖心亭公园

　　像袖珍甘蔗一样，白白的，又有结节的药，这个就叫作白茅根。尝一尝，带点微甜。甘甜的药物都有益气生肌肉的特点，白茅根带有一点补益作用，属于清凉补药，对于身体烦热又消瘦的患者，就用它。

　　白茅根有三大功效。第一，它的形状中空，通表理气，能治疗毛孔闭塞的发热。第二，味道甘甜，能养阴利尿，治疗泌尿系炎症，包括司机、在高温环境工作的人，白茅根煮茶给他们喝，能滋阴利尿。第三，茅根的头是尖尖的，张锡纯讲过，白茅根的尖头捣烂敷疮口，可以破疮，让发不出来的疮发出来。要专选尖头的部分，就钩藤的钩刺，降血压最快。

烦热

一位全身烦热的患者，人很消瘦，吃不下饭。用白茅根250克煮水，喝过后，烦热消了，胃口就来了。

还有，金宝讲到，在广西，用白茅根、白花蛇舌草、积雪草和甘蔗一起煮水，治疗心烦气热。常表现为干活干到又累又烦躁，尿又是黄稠的，这个汤一喝下去，从头到脚都清凉了。

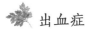

出血症

白茅根这味药，《药性赋》上讲止血与吐衄，从头到脚的出血症，它基本都有效。

首先，眼睛出血。有些人吃了补药"参茸酒"，一般要体特别虚寒的人才可以适当喝一点参茸酒，带着一点湿热或者堵塞的，一吃了火一往头上烧，眼底出血，严重者会导致失明。

我碰到过一位患者，喝了参茸酒以后，温热的药性被身体里的湿热瘀滞堵塞住了，变成火往头上烧，眼睛出血，红红的。我说，急救要用桑叶、大黄与白茅根，一起才能化解"参茸酒"生出的毒火。

因为补药被堵住就上火，人体有两个地方一通开来，

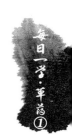

没有火气、热毒，就是大小便。大黄管大便，白茅根管小便，它们还都能止血，这是其他药所不能及的。因此加桑叶把大黄、白茅根引到眼睛，出血就止住了。大黄、白茅根各 10 克，再配合一把新鲜桑叶。

其次，鼻衄。暑热天常见鼻衄，即流鼻血，用白茅根100 克，水煎服。如果是热性的出血，就放置常温服用；如果体质还带点寒的，就趁热喝。

汤药服用的温度都有大学问，清热药一般放置到低于体温后服用，如果要热服，得小口地喝。

再次，上消化道出血。深圳有一个小伙子酒后胃出血，大便一直是黑色的。排便有鲜红血色的是痔疮出血，带柏油色的是上消化道出血。我说，买新鲜的白茅根 250 克，新鲜的清热降浊之力更强，还有活力，再加莲藕一起煲汤喝，藕节也能止血，上消化道出血就会慢慢好转。他这种暴饮暴食导致血热出血，藕节、白茅根凉血止血，这个方子很好用。

尿血要分寒热，寒的我们要补气摄血，用黄芪配白茅根；热病出血直接用白茅根 100 克煮水服。

我在山里的时候，碰到一位伐木工人，那天天气很热，他忙着干活，水也没喝，尿出来红的，他吓了一跳。赶紧拔车前草，挖白茅根，煮水，兑点红糖，红糖能引入血分，就喝了一次，当天下午就好了。

这是白茅根凉血，可治疗从头到脚热病的功能。

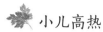 **小儿高热**

我在余老师那里碰到有好几例小儿高热，余老师用的就是三根汤：新鲜的白茅根、芦根和葛根。不用新鲜的效果就会减半。当时体温最高的小孩子40℃，他喝下去，小便就唰唰地流出来，体温也降了。就像水箱充足流动后，车子就不会发热，因此水箱很重要。膀胱就是人体的"水箱"，膀胱的水流出体外，身体的热就会被带走。

 "三高"

白茅根一节一节像管道一样，如同人体的三焦，因此白茅根能输利，是管道的"清道夫"。我把这个运用到"三高"（高血压、高血脂、高血糖）患者，白茅根可以净化血液。当我们找不到虎舌草这么厉害的净化血液的草药，白茅根也可以挡一面。

 草药小贴士

白茅根，又名丝茅草、白茅草、茅草根。春、秋两季采挖，洗净，晒干，除去须根和膜质叶鞘，捆成小把。

白茅根味甘，性凉，无毒，有凉血止血、清热利尿的功效。

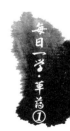

用于血热吐血，衄血，尿血，热病烦渴，黄疸，水肿，热淋涩痛；急性肾炎水肿。

《本经》：劳伤虚羸，补中益气，除瘀血、血闭寒热，利小便。

《别录》：下五淋，除客热在肠胃，止渴坚筋，妇人崩中。久服利人。

《本草纲目》：止吐衄诸血，伤寒哕逆，肺热喘急，水肿黄疸，解酒毒。

(1) 竹木入肉：白茅根烧末，猪脂和涂之。风入成肿者，亦良。

(2) 吐血不止：白茅根1握，水煎服之。

(3) 小便出血：茅根煎汤，频饮为佳。

(4) 解中酒毒，恐烂五脏：茅根汁，饮1升。

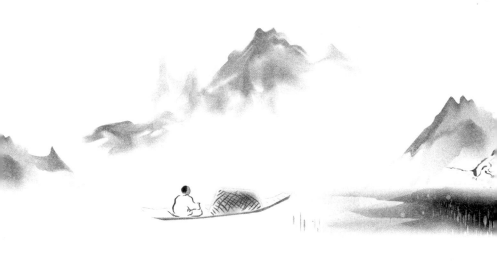

第6日
车前草

8月3日 晴转大雨 湖心亭公园

有句话讲"满园绿色仙人药",就是说,这些绿色的植物都是能创造奇迹的"仙人药"。

我现在为什么要常换地方出诊,一个是人太多了,第二我们要换一个周围常有草药的地方。

其实,我们可以不要什么药柜,在田里坐一坐,周围都是药。

今天,再跟大家分享车前草。

《药性赋》讲车前草:"止泻利小便兮尤能明目",把它三大功效道出。

 泄泻

唐宋八大家之一的欧阳修是一位大文豪，写文章登峰造极的人物，官也做到很大。他有一次腹泻，而且是水泻，请太医院的医生都医不好。刚好，他的夫人听到外面有摇铃铛的声音，有人喊专治拉肚子。他老婆听到立马跑出去拿药。

欧阳修说，我这太医都医不好，那走街串巷的怎么能医得好？别去了。

他夫人假装答应，但还是偷偷追上那个草医，草医给她包了一味药。她拿来骗欧阳修喝，水泻就好了，这才跟他讲实话。欧阳修大吃一惊，认为自己不能轻视底层百姓，高以下为基，贵以贱为本。为了让更多人知道这个良方，欧阳修就拿重金去找到草医，向草医道谢，把这个方子买过来。

那个草医说，我这个方子，说穿了不值分文，就是车前草的子，晒干碾成粉。

为什么有这个功效？有一招叫"利小便实大便"，车前子一下去，水湿从小便排出去，大便就干了。因此，车前子止泻是通过把水引走，大便自然就干爽了。利小便的药很多，只要是泌尿系统的炎症，要第一个想到车前草，这是它的专长。如果不小心吃多了，尿还会止不住。

每日一学·草药①

腿肿

有一位腿肿的患者，小便是黄色的。黄属热，湿热在下焦，我就开四妙散加车前草。四妙散（苍术、黄柏、薏苡仁、牛膝）专治下焦湿热，但是力量不够，再加250克车前草，小便立马就由黄变清了，脚也轻松了，肿得像萝卜一样的腿就消下去了。另外，要记得尿清白加姜。

还有一位茶农，他顶着那最热的天出去采茶，回来后排尿困难，尿道口像刀刮一样痛。我说，你赶紧去拔车前草，木瓜树底下有很多。吃下去当天就好。

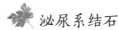 **泌尿系结石**

车前草还有一个作用，是利尿的同时可以排比尿道口小的结石。

我碰到一个人，他去医院碎完结石，两三年后，结石又长了，他又去碎。我说，你乱吃东西，鱼、蛋、奶吃太多了，身体板结。我叫他用肉骨头加车前草、白茅根煲汤，当作保健茶来喝。今年去医院检查，结石已经没了。

适当加一些食物进去煲汤，能平衡阴阳，不会因利尿过多伤了肾。

排尿没力，结石很难治。不怕身体脏东西多，就怕身体动力小。因此，结石体质的人要多运动，吃了车前草过后，要从楼梯一个台阶一个台阶往下跳，结石就容易松动。体虚者加黄芪，不需要用太多其他药。

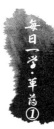 每日一学·草药①

031

尿血

车前草还治尿血。里热到一定程度会出血，排尿时尿道口像火烧一样，火辣辣的，小便带血，车前草拔一把煮水服，一次就行了。

 ## 目暗昏花

车前草还有明目的功效。我老师曾经治一例目暗昏花的白内障患者，用六味地黄丸加五子衍宗丸。六味地黄丸补肝肾，五子衍宗丸益精血，五子衍宗丸就有一味药，即车前子。它入肾，以子通子，浊水去，清水生，肾精就足了。

治疗目暗不生光辉，眼睛浑浊，要利尿。到野外去，鬼针草、车前草和鸡啄草（龙葵草），采这些草药回来炒着吃。或者黄瓜藤、荷兰豆藤炒来吃，吃了眼睛会比较舒服。野草啊，生命力强，跟种植的不一样。

睑腺炎

眼科常见病睑腺炎，俗称麦粒肿，治这个疾病是车前草的专长，加点菊花或者野菊花，再加点青葙子更有效果。捣烂了敷在眼睛上，一敷就不痛了，再敷就退下去了。但是要用新鲜的，解毒功效更好。

 ## 浸淫疮

一些患者疮口流水，好不了。车前草能利水，用车前草的叶子煮水后，捣烂敷在疮口上，疮口周围的水就会止住。用一些治疮、开破的药，还要再加车前草，单一味车前草能让疮口缩小。

 咳痰

车前草还有一个为人所忽视的功效——祛痰止咳，这是日本人最早发现的。病人咳吐黄浊脓痰时，用车前草。治疗咳痰时，如果入肺的药无效，用入泌尿系的药往往有效，这些痰浊可以从小便排掉。日本的医学家说，加车前草，脓痰会消得很快。

这个利尿的药，怎么可以治疗肺呢？原来，小便一通，肺为水之上源，肺部烧热以后，通过利尿，肺热就下来了。车前草可以把肺里的脓痰、黄浊痰，通过小便赶走，因为肺与膀胱相别通，这就是上病下治。

 草药小贴士

味甘淡，性微寒，归肺、肝、肾、膀胱经。清热利尿，渗湿止泻方，明目，祛痰。主小便不利，淋浊带下，水肿胀满，暑湿泻痢，目赤障翳，痰热咳喘。

（1）治小便不通：车前草1斤，水3升，煎取1.5升，分3次服；生车前草捣取自然汁，入蜜1匙调下。

（2）治尿血：车前草捣绞，取汁5合，空腹服之；

车前草、地骨皮、墨旱莲各3钱，汤炖服。

(3) 治热痢：车前草叶捣绞取汁1盅，入蜜1合，同煎一二沸，分2次温服。

(4) 治衄血：车前叶生研，水解饮之。

(5) 治高血压：车前草、鱼腥草各1两，水煎服。

(6) 治目赤肿痛：车前草自然汁，调朴硝末，卧时涂眼皮上，次早洗去。

(7) 治疟腮：车前草1两3钱，煮水服，温覆取汗。

(8) 治百日咳：车前草3钱，水煎服。

(9) 治咳痰，咳嗽喘促，咯血：鲜车前草（炖）2两，加冬蜜5钱或冰糖1两服。

(10) 治惊风：鲜车前根、野菊花根各2钱5分。水煎服。

(11) 治小儿痫病：鲜车前草5两，绞汁，加冬蜜5钱，开水冲服。

(12) 治金疮血出不止：捣车前汁，敷之。

(13) 治疮疡溃烂：鲜车前叶，以银针密刺细孔，以米汤或开水泡软，整叶敷贴疮上，每日换2～3次。有排脓生肌作用。

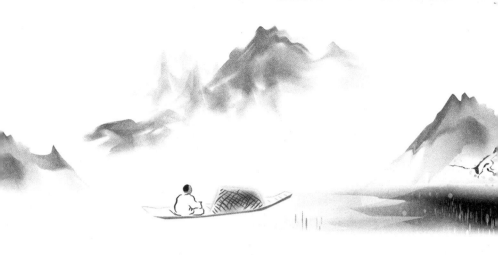

第 7 日
薄　荷

8 月 4 日　晴天有雨　湖心亭公园

　　这味药，你们谁都尝过，口香糖有它，吃了口腔、咽喉、胸部、胃都会凉凉的，很舒服。这味药就是薄荷，它是口腔、咽喉、六腑的清洁剂。

　　薄荷芳香又带清凉，芳香能够除湿醒脾胃，清凉可以透热祛火。

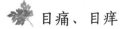　**目痛、目痒**

　　得了风热感冒，眼睛痒，总想去揉，一揉眼睛就红红

的，像兔子一样，干干涩涩的，咽喉也痒。用薄荷加菊花泡水。

薄荷采新鲜的，菊花到药店买，先煮菊花，再放薄荷，让它沸腾30秒就好。薄荷这味药千万别煮太久，煮久了，那股芳香之气就跑光了，药力也差了。中医治病用的是药的气。

有一个电焊工人，他熬夜电焊过后，眼睛就会又痛又痒。干完一单过后，他就要睡好几天，不然，眼睛就不行了。刚好田边有薄荷，我说，你采回去，再配上菊花煮水喝，干活的时候就喝了，然后再洗眼睛。从那以后，眼睛就好了。

🍁 急性热证

薄荷除了有辛香止痛的功效还能祛湿热，有清凉之功。

过年时候，我准备了10包牙痛药放在家里。过年暴饮暴食，肯定有很多人出现咽喉痛、牙痛。一包药里面就有薄荷10克，大黄10克，生甘草5克。3味药直接泡水，拿个大碗，装1升水，泡上15分钟就可以喝了，不用熬。所有的咽喉痛、牙肿、面红目赤、口角炎，只要急性的，这个喝下去就好，一般是不需要第二剂的。因为，只要好了大半，就不要吃药了，另外一半让身体的抵抗力来"练兵"。有些人喜欢赶尽杀绝，再吃上两剂，胃肠受寒就容易拉肚子，要中病即止啊！

薄荷能够清利咽膈，疏散风热，把牙龈里的火透出来，大黄就把脏腑里的火泄下去。因此一透一泄，甘草调和，牙痛就好了。最严重的时候，再把白芷、地骨皮、骨碎补这牙痛三药加进去，没有治不好的牙痛。

牙龈肿痛加上咽喉痛，就加野阳桃和岗梅，咽喉就很利索。

 感冒

我们经常碰到山民淋着雨以后，鼻塞头痛，要去打针或者吃感冒药。其实，碰到这种淋雨后，出现头痛鼻塞，抓一把新鲜的薄荷，再抓上一点茶叶，最好是留了好几年的老茶，一起放在盅里，泡水，慢慢地喝。一点一点喝，像春天的毛毛细雨一样滋润。因为像大暴雨过后，水都流到江里去了，地很快就干了，所以要慢慢饮。饮喝的时候，还会吞下很多口水，口水像燕窝一样，本身就能滋阴去火。

我们要喝温水，慢慢地把它吞下去，这是养生长寿的不传之秘。

有个人泡了一壶补酒，喝了没效，腰痛照样痛。他就来找医生说，你这药酒没效。

医生说，你不会喝，就别怪这个酒没效，饮补酒的不传之秘，就是一个字"品"，像品茶一样，一杯要分成一千口来喝，叫千口一杯饮。说得很夸张，其实只要品个几十口。品一口，就把唾沫吞一口，等品完了一杯水，其实已经吞了一大杯口水，等于吃了一大碗燕窝滋阴养五脏。

吞口水是一个降金生水的动作，金生水，不断地吞口

水，肾精就足了。

皮肤瘙痒

薄荷还有一个功效，就是治疗皮肤瘙痒。

身上痒，一抓抓痕就出来了，直接一味薄荷叶捣烂，擦患处就能止痒。

《药性赋》说："薄荷叶宜消风清肿之施。"

薄荷消风疮，捣烂敷在患处，靠它辛凉之气祛风。

夏天常起的痱子，薄荷叶煮水或者捣烂过后，做成绿色的药汁，拿排笔刷，像刷上油漆，会形成一层保护膜，以后那块皮肤会很好，就单单薄荷一味，想更舒服，就再加一点冰片进去。

腹胀

吃了大鱼大肉后，肚子胀得睡不着觉。薄荷采上一两把，剥半个橘子皮，像泡方便面一样，用热水泡10分钟后喝，肚肠会咕噜咕噜地作响，再放几个屁，肚子就不胀了。这个薄荷陈皮茶是一个很经典的小方。

咳嗽

有个朋友咳嗽一直不好。平常爱开摩托车，开得很快。我告诉他一招，用大把的薄荷叶加冰糖泡水喝，这个在书上有记载，甘能缓急。他喝了两三次就好了。

因为开车开得快，气就会通过鼻子灌到肺里去，凉气一灌到肺里，他咳嗽就好不了。薄荷叶芳香理气，气顺了，肺部经脉又变得柔软了。

 ## 肝郁

薄荷叶还可以疏肝解郁，这点张锡纯最喜欢用。那些肝郁化火的人，胸中紧得很。生气一两次没事，生一两百次气就要得大病了。那怎样及时把这些郁气消掉呢？

薄荷叶在民间又有"消气药"之称，消气茶即薄荷叶泡水喝，它既辛香能解郁，又带凉能下火，专治生气上火。有些人情志抑郁，嚼点带薄荷的口香糖都会觉得缓解。煮薄荷鸡蛋汤，薄荷放足一点，吃下去，胸开郁解，气闷就少了。

当然，薄荷还有好多潜在的功效，像大小便不通，某一类疼痛，薄荷都有很好的作用。

 ### 草药小贴士

薄荷味辛，性凉，归肺、肝经。疏散风热，清利头目，利咽透疹，疏肝行气。主治风热感冒，温病初起，风热头痛，目赤多泪，咽喉肿痛，麻疹不透，风疹瘙痒，肝郁气滞，胸闷胁痛。

《新修本草》：主贼风伤寒，发汗。治恶气腹胀满，霍乱，宿食不消，下气。

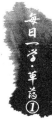

《本草纲目》：利咽喉，口齿诸痛，治瘰疬，疮疖，风瘙瘾疹。

(1) 清上化痰，利咽膈，治风热：薄荷末炼蜜丸，如芡子大，每噙一丸。白砂糖和之亦可。

(2) 治眼弦赤烂：薄荷，以生姜汁浸一宿，晒干为末，每用5克，沸汤泡洗。

(3) 治风气瘙痒：大薄荷、蝉蜕等分为末，每温酒调服5克。

(4) 治血痢：薄荷叶煎汤单服。

(5) 治衄血不止：薄荷汁滴之。或以干者水煮，绵裹塞鼻。

(6) 治蜂虿螫伤：薄荷按贴之。

(7) 治火寄生疮如灸，火毒气入内，两股生疮，汁水淋漓者：薄荷煎汁频涂。

(8) 治耳痛：鲜薄荷绞汁滴入。

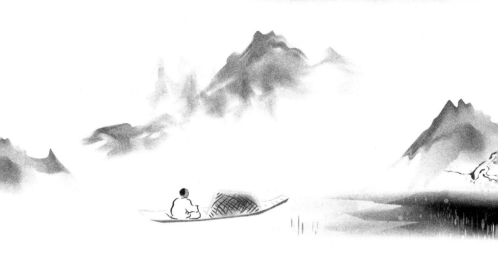

第 8 日
五指毛桃

8 月 5 日 晴 湖心亭公园

这味药，被列为岭南十大名药之一。好多慢病、劳损都要靠它。我发现山林只要长这味草药，这个山林就适合人类居住。因为一个地方能够长出这味草药，说明这里地气很足，土地肥沃。

它就是五指毛桃，善补气，又叫南芪，即南方的黄芪。

关节疼痛

一位腕关节痛了三年多的患者，每天晚上痛到难以入睡，必须用热水袋包在那个手上，疼痛才能减轻。我叫他拿五指毛桃回去煲肉汤，吃了1个月。他说，吃完头3天就好了一半，吃到1个月基本不痛了。

山里的居民告诉我，过了中午喝凉水，会把人体的阳气一点一点耗损掉，年纪大了，关节就容易痛，容易无力。就是这个小小的坏习惯耗损了阳气。经历过这个案例，我体会到它疏通经络的同时，还能把气补进去，疼痛也就减轻了。

 ### 尿失禁、遗尿

一位80多岁老阿婆尿失禁。她儿子过来问怎么办，我给他一个保健方：五指毛桃50克，枸杞子30克，牛大力30克，煎服。

1剂喝下去，尿失禁好了，3剂喝完，接下来的两三个月都没有遗尿现象。

治好了他的母亲，他又带着一个五六岁的孩子来找我。这个孩子尿床，还喜欢吃冰箱里东西。我说，切点姜、枣，加上五指毛桃，煮水喝。当天晚上就不遗尿了。五指毛桃能提气，气足了尿才不会漏。

 ### 健忘

五指毛桃还能治疗健忘。

上车村有个村民，说过的事情一出门就忘了。我跟他说，用五指毛桃煲汤，加党参、枸杞、大枣。这几味药煲得浓一点，因为老年人体虚，漏洞百出，补气药量不够，气固不住。他连喝了十来剂，健忘的症状就好了。在《黄帝内经》里说"上气不足，脑为之不满。"黄芪和五指毛桃能够补足"上气"，人气足了，头脑才会灵活，就像灯油足了，灯才会明亮。因此，小孩子有时头脑昏沉，容易疲劳，给他用五指毛桃加大枣、生姜煲汤。

 ## 虚劳

还有一例喉癌患者，放化疗后血细胞低得可怕。这就是人体劳损百虚，放化疗以后，气血补不回来。我就建议他用黄芪 30 克，五指毛桃 30 克，再加大枣、龙眼肉、枸杞子、党参。这几味药煎汤连喝了半个月，红细胞就升上去了。可见，五指毛桃扶正的效果是不错的。

镇上卖油漆的阿叔，他的儿子容易感冒、鼻塞、没胃口，还经常头痛。

我说，孩子的病就是一个病，脾常不足。儿科医学常讲小孩子"肝常有余，脾常不足"。小孩子脾虚则九窍无力，包括鼻塞、眼花、口角流涎、耳聋、耳鸣等都是脾虚的表现。

我说，喝黄芪口服液见效快，平时就去市场买些五指毛桃。后来，这油漆店的老板在市场上碰到我说，他儿子就吃了这个汤药，花个几十块钱病就好了。

南方的市场很好，可以直接买到新鲜的五指毛桃。五指毛桃加大枣煲汤在岭南已成为一道名菜。梅州、丰顺的山上成片地都种上了五指毛桃，再直接销售到餐馆。在很

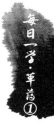

多广东的餐馆都可以喝到五指毛桃汤。

广东人的体质一般分为两种，一个是湿气重，另一个是气不足。湿重用苡仁，气不足用黄芪加五指毛桃，三味药一搭配，基本上普通人都能喝。

脑漏

有个海南来的患儿，每天鼻涕不知不觉地往下流，流到肚脐这么长，照这样流下去，脑都要虚了。一直也没治好，后来听人说要培养孩子的抵抗力，就用黄芪来煮浓浓的汤调红糖喝，黄芪补气、红糖补血，气血并补。

喝了半个多月，困扰他好几年的症状就没了。说明气足了水液才不会漏掉，正如《神农本草经》上讲，黄芪主小儿体虚百病。

慢性前列腺炎

不光是流鼻涕，还能治慢性前列腺炎。不是有句话嘛，当年迎风尿千丈，而今顺风打湿鞋。尿排不干净是气虚导致的。常喝五指毛桃煮的汤，再配合补中益气丸，排尿就顺畅了。

胃下垂

南方好多胃下垂的患者，下陷的内脏要用提气的药物把它升上来，告诉大家金昌叔的良方，提气最快速的就是黄芪、五指毛桃。黄芪 30 ～ 50 克，五指毛桃 30 ～ 50 克，胡椒 8～10 克，再加 1 个猪肚，煲汤吃。胡椒最好用海南产的，阳气最足。吃过两三次，胃下垂会好一半以上。当然不是天天吃，隔 1 周吃 1 次，药力需要一个运化的过程。

没有猪肚，就加党参、枸杞子，对于几乎所有胃下垂都管用。黄芪、五指毛桃补脾、肾，枸杞子补肾。脾肾有力了，才能把下垂的胃提起来。

 肾炎

还有一位肾炎患者，腿肿得像萝卜一样。我说，赶紧去抓 100 克黄芪，50 克五指毛桃，南北黄芪同用。再加 50 克赤小豆，30 克炒薏苡仁，10 克益母草，5 克川芎，一起煮水喝。原本肿得像萝卜一样的腿，吃了半个月就消下去了。碰到腿肿、腿沉的人，基本上没有比这个方子更好的保健方了。

 减肥

我发现五指毛桃用于减肥也很有效果。

我惯用黄芪、党参、五指毛桃、炒薏苡仁、陈皮、藿香、生姜、枸杞子。黄芪用到 100 克，生姜用到 100 克，我以前听一个学生讲，他的兄弟体重两百多斤，就靠喝浓浓的生姜汁，喝过后拍打背部，一个月减掉几十斤。

吃完这个药后，患者最大的体会就是排尿量比以前多一倍。有个患者一个月下来就掉了几十斤的赘肉。

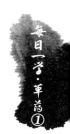

草药小贴士

　　五指毛桃味辛甘，性平，微温，入脾、肺、肝经，具有健脾补肺、行气利湿、舒筋活络之功，岭南地区的中医或少数民族民间医生常用于治疗脾虚浮肿、食少无力、肺痨咳嗽、盗汗、带下、产后无乳、月经不调、风湿痹痛、水肿等症。

　　(1) 治急性黄疸型肝炎、较重的慢性肝炎：穿破石，2斤，五指毛桃0.5斤，葫芦茶3两，加水浸煮2次，浓缩至1500毫升，加白糖300克，入防腐剂，静置，过滤。较重者每日服90毫升，分2次服；轻者，每日服45毫升，1次服完。以1个月为1个疗程。

　　(2) 产后无乳：五指毛桃2两，炖猪脚服。

　　(3) 白带：五指毛桃1两，一匹绸2两，水煎服。

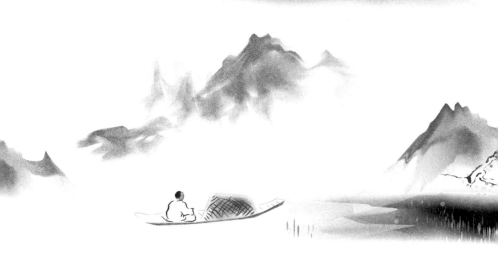

第 9 日
田基黄

8 月 6 日　晴　湖心亭公园

　　这味药在很多旅游区都有卖，南华寺还有一些出名的庙宇，就作为地方特产售卖，我去逛的时候就有。

　　田基黄算是草药里的一个奇迹，老药农都喜欢用它来排肝毒。它矮矮小小的，但是排湿的能力却不小。名字就叫田基黄，一听就知道了，人面目发黄，小便黄浊，我们就用它。它爱长在低洼的湿地，在田间的浊水里长得很好看。

　　我们发现凡是长在湿地里的草药，就有利湿的本事。

我们草药歌诀里讲"凉利之药生湿地"。要是最近口苦、尿黄的，田头山脚拔上点田基黄兑点红糖煮水，今天喝了，明天尿就不黄，嘴也不苦了，效果就是这么好。因此，田基黄又叫七寸金，长得很短，就几寸而已，但是它每一寸都是宝贝，像金子那样。

田基黄有三大功效。

第一，清热利湿。它可以在体内开出一条道来，把肝脏的毒引到膀胱排出体外。它对尿道炎症也是很管用，还有消融结石的作用。

第二，化瘀止痛。部分乙型肝炎的患者，胁肋部会痛，用田基黄捣烂加酒，外敷就能止痛。

第三，消肿。早期的肝硬化，或是跌打伤、局部肿，用田基黄捣烂外敷就能够消肿块。我听说过一个草医最擅长医治肿块，他常用药给患者外敷，哪里肿就敷在哪里，那些肿块会慢慢散掉，用的草药就有田基黄。

用眼过度

有一些人用眼过度，眼睛火热，疼得很，田基黄煮水，喝一杯，剩下的拿来洗眼睛。第二天，眼睛就清凉了。

我还碰到一位茶农，刚开始熬夜熬得眼睛发红，红久了以后又变成黄色，因为火生土，火是红的，到土位就变黄了。白睛发黄的人，血液会很浑浊、黏稠。他说，吃了很多药都治不好。

我说，不戒掉熬夜，一辈子都休想好。我让他就在山边拔田基黄，一次 50～100 克煮水，加点红糖，甘能缓急、能补益，可以让清热解毒药的药性不那么凶猛，不伤身体。吃了 1 周左右，眼睛的黄色褪掉大半。

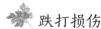 跌打损伤

运动中胸肋拉伤，局部胀满疼痛，用田基黄榨汁，挤出一两杯来，兑上一点酒，喝下去就不痛了。酒乃药之使，能领百药走全身上下，冲锋陷阵。

黄

常抽烟的人，抽到舌苔变黄，指甲也变黄，田基黄一味药煮水久服，黄浊就会慢慢褪掉。如果脾胃寒凉，就要加姜一起煎服。客家话又叫它"田去黄"，即田里能去黄的药！因此，一讲到这味药，就要想到，治疗眼睛黄、面黄、身体发黄、黄苔通通管用。

肝炎

田基黄能治疗当代令很多人头疼的病——乙型肝炎，尤其是对活动期的乙型肝炎效果是杠杠的，就是转氨酶居高不下的状态。

讲一个田基黄降转氨酶的案例。

这个患者，手是黄的，脸也是黄的，眼睛的巩膜都是发黄的，这就是黄疸了。转氨酶一百多，用很多药也降不下来。

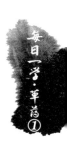

我让他每天用半斤田基黄煮水，就这一味草药，吃了七天，身黄褪掉一半，一查转氨酶回到正常。这叫"黄浊"的脏水不能到膀胱从小便排出去，而是往皮肤上发，好像下水道堵塞一样。而田基黄能把身体发的黄浊褪掉。

　　排肝毒用黄芪、党参配田基黄，临床上单纯热毒的患者很少，体虚又有毒的就很多。黄芪、党参、枸杞补足肝脏的阳气，再用田基黄、茵陈把肝脏的毒往下排，扶正、祛邪合用。

　　现在虚实夹杂的病很多，身体虚劳的病邪又多，补容易助长邪气，泻又容易伤正，只有边补边泻。

　　有的时候我一看患者，不用诊脉就可以开方，因为一看患者一脸疲累状的，看他皮糙肉厚的就是补中益气，看他细皮嫩肉的就是归脾汤，为什么呢？

　　细皮嫩肉的人，摸他的手，手软如绵，肌肉松垮，多是养尊处优一生不动刀和镰，这种人体力劳动少，用脑多，用脑是阴力，身体运用是阳力，这不一样。因此，这是暗耗心血，用归脾汤。皮糙肉厚的人常从事体力劳动，消耗中气，得补中益气，才能生龙活虎。

　　因此，我们上午就讲课、读书。一到了下午，就干农活、锻炼。早上用阴力，下午用阳力。早上的气会往上升，就像草木冒出嫩芽。晚上气又收到根部。

　　清晨之气最佳，气力不自觉地就升到脑部，因此，古代皇帝都是早朝时决断国家大事。阳力和阴力要平衡，古人说"读万卷书，行万里路"，阴阳调和才能百病消。

有个做茶叶生意的老板，血糖值为每升 20 多毫摩。我说，你总是坐着，阳力没用到，身体的阳气没发出来。我叫他去那个茶场，和工人一起割草，3 个月过后，血糖就降下来了。他说，他那些打麻将的朋友啊，三五年血糖都降不下来，他 3 个月就好了。

草药小贴士

田基黄味甘、微苦，性微寒，归肝、脾经。清热解毒，利湿退黄，消肿散瘀。用于湿热黄疸，肠痈，目赤肿痛，热毒疮肿；近有用于急慢性肝炎、早期肝硬化、肝区疼痛，阑尾炎，乳腺炎，肺脓肿。外用治痈疖肿毒，外伤积瘀肿痛，毒蛇咬伤，带状疱疹。一般干品 30～60 克（鲜品加倍），水煎服。外用时，适量鲜品，捣烂敷患处。

(1) 治毒蛇咬伤：①田基黄浸烧酒搽之。②鲜田基黄 50～100 克，捣烂绞汁，加甜酒 50 克调服，服后盖被入睡，以便出微汗。毒重者每日服 2 次。并用捣烂的鲜田基黄敷于伤口周围。

(2) 治疗疮，一切阳性肿毒：鲜田基黄适量，加食盐数粒同捣烂，敷患处，有黄水渗出，渐愈。

(3) 治乳腺炎：鲜田基黄适量，捣烂敷患处。

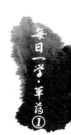

（4）治无名肿毒：田基黄叶捣烂加酒敷患处。

（5）治喉蛾：鲜田基黄如鸡蛋大一团，放在瓷碗内，加好烧酒 150 克，同擂极烂，绞取药汁，分 3 次口含，每次含 10 ～ 20 分钟吐出。

（6）治时行赤眼或起星翳：①鲜田基黄，洗净，揉碎作一小丸，塞入鼻腔，患左眼塞右鼻，患右眼塞左鼻。3 ～ 4 小时换 1 次。②鲜田基黄适量，捣烂，敷眼皮上，用纱布盖护，每日换药 2 次。

（7）治跌打扭伤肿痛：田基黄 1 斤，清水 3 斤，煎剩 1.5 斤过滤，将渣加水 3 斤再煎成一半，然后将 2 次滤液混合在一起，用慢火浓缩成 1 斤，装瓶备用。用时以药棉放在药液中浸透，取出贴于患处。

（8）治黄疸，水肿，小便不利：田基黄 50 克，白茅根 50 克。水煎，分 2 次用白糖调服。

（9）治单腹鼓胀：田基黄、金钱草各 15 克，大黄 20 克，枳实 30 克。水煎，连服 5 日，每日 1 剂；以后加重田基黄、金钱草两味，将原方去大黄，加神曲、麦芽、砂仁，连服 10 日；最后将此方做成小丸，每日服 25 克，连服半个月。在治疗中少食盐。

（10）治湿热泄泻：田基黄 50 克，水煎服。

（11）治痢疾：生田基黄 100 克，水煎和黄糖服。

（12）治盲肠炎：田基黄 400 克，加双料酒适量，捣烂水煎，每日 5 次分服，渣再兑入米酒少许，外敷患处。

(13) 治急性中耳炎：田基黄擂烂绞汁，兑酒少许滴耳。

(14) 治晚期血吸虫病腹水、肾炎水肿：田基黄 50 ～ 100 克，煎服。

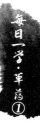

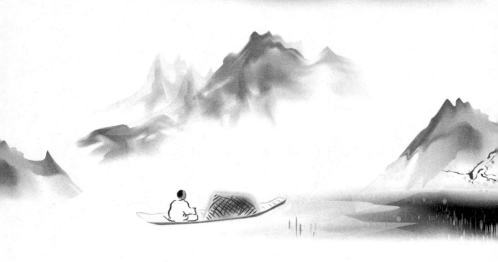

第 10 日
黄荆子

8 月 7 日 晴 湖心亭公园

这味草药，如果被开发出来，要风靡全世界。

 气闭

天热的时候，村里有个人正干着活，一下子晕了过去，要让摩托车送去医院。金昌叔立马采来 3 根黄荆子，捣烂，用水灌到嘴里去，等了一两分钟就醒过来了，闭死之人，可以用它开窍。

还有一次夫妻吵架，妻子怒气上攻，晕死过去，正要往医院送。金昌叔赶紧用这个药捣烂，用水给她灌下去，又让家里人帮她捏捏脖子，顺顺胸口，大喘几口气就醒了过来。这种气闷昏厥，就用黄荆子。

平时容易头晕目眩的小孩，去军训的时候熬这个茶来喝，抗暑能力会大大加强。

少子

有个老农养的猪一胎就只能产三五只小猪崽儿，用黄荆子打碎拌在饲料里，吃上几个月，它生出来的小猪崽儿一下子翻倍了，才知道黄荆子有催孕增子的效果，加黄荆子的饲料很受欢迎。

下肢无力

那老农还发现，养的小鸡逢到下雨或者天气不好，照看不好，小鸡的成活率很低，养一百只能剩下五六十只，怎么让它们百养百活呢？把黄荆子拌到饲料里，奇迹出现了，成活率大大提高，一百只能活下来 80 ～ 95 只。

村里老一辈养过鸡鸭的人都知道，一旦被雨淋过后，一群鸭里总有三五只站不起来，如果不让它站起来，慢慢地都会发瘟死掉。

我们怎么让它站起来呢？采一把黄荆子的枝叶，大概三五十枝，铺在笼子里，它的枝叶芳香化湿，鸡鸭腿部的湿气就会排掉，4 小时后，软脚鸡、软脚鸭又活蹦乱跳。

延伸到中老年人脚软无力，黄芪配黄荆子，双黄一配

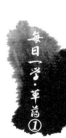

不得了，走路如风。既抗中暑，耐疲劳，又能够补益气，它有这个神效。

鼻炎

黄荆子味辛能行气，用手搓一搓，一闻，鼻窍就打开了，这叫作利窍。用黄芪口服液煮黄荆子喝，鼻炎好得快。

夏日咳

夏天，我们经常发现有人咳嗽，黄荆子治疗这种咳嗽效果最好，黄荆子带一点凉性，炒过后变成温性，用水送服炒过的黄荆子。

有一位老人咳嗽得很严重，医院都治不好，后来听说黄荆子止咳效果好，就买了一包来，吃完就好了。

哮喘

老人家哮喘，这个药也会有效。喘得厉害的时候，用白糖和炒过的黄荆子一起煮水喝，下午喝，当晚气就顺了，这是送给老年人最好的礼物。

受惊

我们还发现有些孩子受惊以后，吃什么药都不管用，那是气闭住了。这时除了黄荆子，很难找到其他药治疗受惊，用新鲜的黄荆叶，捣烂，用红糖水冲服。容易受惊的人，黄荆子加枸杞子，泡茶喝，这就不容易被吓到。这是一般草药不具备的功效。

 耳鸣

还有耳鸣实证，有些人喝酒或是生气以后，耳朵嗡嗡作响。用黄荆子泡一壶茶，越浓越好，喝了就没事了。这不是肾虚，是肝火上冲，就会耳鸣。

食积

还有一个孩子，不吃不喝两三天，喝水得先嗅一下，喝一点点，而且完全吃不进去，为什么会这样？肯定下面有堵，就像厕所马桶为什么冲不了，肯定是下水道堵了。

我说，用黄荆子试试吧。结果一试就好了，上午喝了一壶，中午就开胃了，下午放了很多屁。单味黄荆子煮成浓茶喝，都还没放山楂、麦芽、神曲这些消食化积的药。

古籍上记载，黄荆子能消食下气，把肠道里多余的积滞消灭掉，让气顺下来。

脂肪肝

057

黄荆子还是治疗脂肪肝的第一药。我爸一个很好的朋友，在我大学期间就来找我看病。那时候他得了很严重的脂肪肝，那个肝部包的油，比他的肝还大。

我说，看病可以，但是你每天要是不运动啊，病就很难治。他说，我现在是500米都走不了，就能走一两百米。我说，你今天走200米，明天300米，后天400米，一天

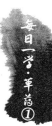

一天地加，一定要风雨无阻。

治病的话，炒过的黄荆子泡茶，越浓越好，因为我们是要治病，不是平常的保健品。他吃了1个月，现在走两三千米，气不喘，脸不红，1个多月就减掉了十来斤。运动跟这个药草配合，疑难怪病就好治多了。

颈椎病

中老年人的颈椎病也可以用黄荆子解决，用黄荆子做枕头，可以祛风除湿、清热解暑、舒筋活络，防治高血压颈椎病，改善睡眠，抗疲劳。

在《草木便方》里记载，黄荆子"养肝、利窍、坚齿、聪耳、明目"，就是十个字，把这味药讲得淋漓尽致。

黄荆子煮了水去刷牙、漱口，能让牙齿变得坚固。

就靠"养肝、利窍、坚齿、聪耳、明目"这十个字，开发出的黄荆子茶已经传到欧洲去了，欧洲的一些草木店里就可以买到。因为它可以缓解妇女经期前后的不适症状，以及更年期综合征。黄荆子的粉剂、片剂、胶囊在欧洲发达的国家广泛受到女性的追捧。

黄荆子对于中暑、气闷昏厥、耳鸣、高血压、视物模糊、鼻塞、牙齿松动都有疗效。还有，吃煎炸烧烤后的咽喉痛，黄荆子生用煮水，喝下去咽喉就顺了。再到胃，消融宿食。可治疗脂肪肝炎、胆囊炎，肝胆部的积滞。因此，它号称保健圣品。

黄荆子也很好种，找一根老枝，插下去就好了，成活率很高的。我们当地人，农忙时，在大太阳底下拼命干活，都是要事先喝黄荆子茶。我们这儿的妇女坐月子，地里就有月子树，山苍树算一个，黄荆树，还有枫树，都是客家人坐月子，妇女每天洗头洗澡必用之物，可以预防产后头风、头痛。

山村百姓比较淳朴，他们会把黄荆子作为礼物送给亲戚好友，贵如黄金。

最后，记住五个字——"黄荆子浓茶"，治病要用浓茶，保健就常规量泡着喝。不久的将来，这茶会成为新型的健康饮料。

 食积

黄荆子专治夏天消化不良又口渴。

有家人的孩子连续半个月口臭、口干，吃饭也不香，他妈妈不断换菜样，就是没有夹菜的欲望。中医讲脾主欲，脾消化得好，食欲就会强，没有食欲是脾不肯动了。

他妈妈以前找我治过风湿，就问我能治吗？我说，小孩子的病，用黄荆子与金不换，黄荆子一把煮水，临出锅时加几片金不换。吃了一次，晚上就饿得晕头转向找东西吃，它消食化积之功不容忽视。

只要你闻过一次黄荆子的叶子，你一辈子都不会忘记，能开窍，闻得会开心。吃进肚里又可以消宿食，像这种草药，就等于是四逆散和保和丸的结合。

黄荆子还有一个很漂亮的名字叫五指柑。柑有一个特

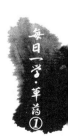

点，柑橘能疏肝理气、消食化积，有形的积它可以化，无形的气它可以消。

小孩子咳嗽有痰，那些痰来自于肠胃，肠胃里肯定有积食，痰才会吐不干净。第一，不能再吃零食了；第二，用黄荆子加陈皮煮水，喝下去痰少了，咳嗽就没了。

咳嗽带痰的，先把痰治了，把脾胃养好，咳嗽自然就没了。有的时候，治咳得治根源，正如"射人先射马，擒贼先擒王"。

 ## 风邪致病

有些人莫名其妙浑身不舒服，不知道哪里出了问题。凡是这里、那里不舒服的都属于风，风者善行而数变。黄荆子能祛风，再加上大枣一起煮水，能培土。喝上三四天，那种走窜痛的不舒服就都解开了。

 ## 醉酒头痛

有的人喝多了酒，头痛，就用我说过的"解酒方"——黄荆子浓茶，可以迅速解酒消气，第二天头就不会痛了。

 ## 中暑

黄荆树叶有急救之功。如果夏天中暑，在清晨摘七或九片黄荆树叶的心，取阳数。嚼一嚼吞下去就好了，这就是金昌叔的经验。

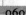

胃痛

治疗胃痛，要用炒过的黄荆子，炒香能健脾，磨成粉，会喝酒的兑酒冲服，不然就用温水送服，吃 2 次胃痛就好了。急性胃痛患者一次服用 5 ～ 6 克。

 湿疹

对付湿疹，砍一大把黄荆子的树枝煮水，煮出来的水是绿色的，拿来泡洗，连用三五天，湿疹就好彻底了。

 胸胁胀痛

如果是轻度的胸胁胀痛、乳房胀痛，直接橘子叶，还有心烦失眠，就要加黄荆子。因为诸子皆降，黄荆子本身就有辛散中带有降浊的作用，同时集齐升清降浊于一体，像太极。吃下去鼻窍会开，微微有点出汗，又能够降浊，大小便会排得更顺畅。

草药小贴士

黄荆子味辛，性凉，归肺、胃、肝经。祛风解表，理气止痛，消食，用于伤风感冒，咳喘，胃痛吞酸，消化不良，食积泄泻，疝气。

《玉环志》：消食下气。

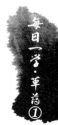

《草木便方》：养肝，利窍，坚齿，聪耳明目。止带浊。疗风痹，颓疝。

《广州植物志》：祛风、涤痰、镇咳。用代茶叶，有解暑之功。

《南宁市药物志》：温经散瘀，解肌发汗。治感冒，疟疾，哮喘。

《四川中药志》：养肝除风，行气止痛。治伤寒呃逆，咳喘，食滞，小肠疝气及痔漏生管。

(1) 治伤寒发热而咳逆者：黄荆子，炒，水煎服。

(2) 治哮喘：黄荆子 2～5 钱。研粉加白糖适量，每日 2 次，水冲服。

(3) 治肝胃痛：黄荆子研末，和粉作团食。

(4) 治胃溃疡，慢性胃炎：黄荆干果 1 两。煎服或研末吞服。

(5) 治膈食吞酸或便秘：黄荆果实 5 钱。水煎或开水泡服，早、晚各服 1 次。

(6) 治痔漏生管：黄荆条所结之子（炙炒为末），每服 5 钱，黑糖拌，空心陈酒送服。

(7) 治痘疹空壳无浆：黄荆子（炒黑为末）1 钱，酒浆调服；虚者，人参汤加酒浆二三匙。

(8) 咳嗽吐痰：黄荆子（微炒）研末，每次服 2 钱，每日服 3 次。

每日一学·草药①

(9) 哮喘：黄荆子3钱，蝉蜕五钱，水煎服。

(10) 疟疾：黄荆叶2两，煮水代茶饮，连服7日。

(11) 中暑呕吐、腹痛、腹泻：黄荆叶3钱，藿香3钱，扁豆衣4钱，水煎服。

(12) 风湿关节痛，腰痛：黄荆子1两，鸡血藤5钱，牛膝4钱，豨莶草5钱，水煎服。

每日一学·草药①

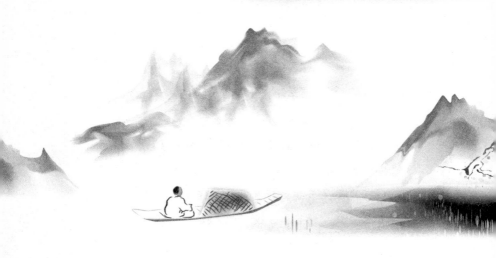

第 11 日
马齿苋

8月8日 晴 五经富公园

　　客家人很厉害，平日里已经沐浴在草药文化中了。平时喝的凉茶，都有草药的影子在里面。我发现还有的餐馆常泡麦芽茶，消食化积、疏肝解郁，但是它比不上黄荆子有清心除烦的功效。

　　今天要讲的草药，基本上在我们南方，客家小镇没有不知道的，家喻户晓啊。

　　它根是白色的，能够降肺热；茎是红色的，能疏通心脑血管；叶是绿色的，能清肝火；花是黄色的，可以清肠道的湿热；子是黑色的，能够提高生育力，增强肾功能。五色俱足，所以又叫五行菜。

 肠炎

我治疗过一例肠炎反复发作的患者，发作起来痛得饭都吃不下。我就想到万山老师的案例，就去拔马齿苋（客家人叫老鼠耳）来煮水，连喝两个月，把几年的肠炎彻底根除掉。

当我碰到这个病例，我说，不用着急，就用马齿苋煮水。他眼睛是黄浊的，尿也是黄的，知道他身体肯定有热。马齿苋一次用 100～150 克，煮得越浓越好，喝下去，就像肠道的清道夫一样，把浊气、黏痰扫下来。

 蚊虫叮咬

在山里偶尔会被蜜蜂蜇，或被虫子咬。将马齿苋捣烂，外敷，感觉凉凉的，那些麻、痒、痛就消掉了。古籍上记载马齿苋捣烂取汁涂抹，可以治疗蜈蚣、蝎子、毛毛虫、蜂蜇伤。

到野外首先要识得马齿苋，不怕虫咬伤。

疮

马齿苋乃治疮能手。一个患者的屁股长了个大疮，医生说必须开刀，他一听到开刀就心生畏惧，但是没办法，他发热到 40℃，立马坐上大巴回到这里。

我说，赶紧去拔一大把马齿苋捣烂成泥，外敷能拔热毒，一旦这团药泥变得温热了，立马换另一团。

第一天，疮就缩小一半，体温也正常了。然后，他母亲到处去找马齿苋，冬天马齿苋比较少，周围的马齿苋通通让她采光了。敷到第十天，彻底好了。

因此，治病要有打持久战的思维，别看这病要十来天才治好，看似很长其实很短，好得彻底。

导致疮肿的病因有 2 个。一是嗜食膏粱厚味，平日里大鱼大肉，足生大疔；二为久坐，气血散不开，聚于极处就成疮肿。归根结底，疮是气郁的产物，没有气郁就没有疮肿。

马齿苋能够蚀恶疮，古籍上记载将它捣烂敷之可以治多年恶疮。除了急性恶疮，多年的慢性恶疮它也能治。马齿苋的汁煎汤来熏洗患处，适用于肛门肿痛。可以用马齿苋做馅包饺子吃，让体内还没成疮的热毒，不知不觉地被清出体外。就是吃起来不是很美味，但效果很好。

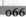 ## 膀胱尿道炎

小便涩痛、尿血，一般会先想到车前子，却不知道马齿苋更妙。上次在义诊途中，有个村里的老农过来，他患有膀胱尿道炎，尿痛带血，抓药不方便。

我就告诉他，识得马齿苋吧，去拔来煮水，先喝上3 天。

等他再来的时候，告诉我他已经全好了。总共煮了半

斤的马齿苋，喝完水又当菜吃，很管用。

🍁 带状疱疹

带状疱疹是身体毒疮往皮肤上面发，有些人觉得很不好治。我去揭阳的拱成老先生那里，每年要治疗很多带状疱疹，就用雄黄跟白矾制成外用的膏药。

潮州潮汕人，他们居住海边，吃鱼虾蟹等肥甘厚腻的食物很多。

而我们呢，在带状疱疹初起的时候，去找马齿苋捣烂，加点花生油调在一起，敷在患处，带状疱疹一出来立马敷上去，好得就快。

如果是很厉害的带状疱疹也没关系，一个人打它不过，可以派两三个人一起上。加上杠板归（就是家里讲的犁头草），农场满地都是，它浑身长满刺，捣烂了外敷，立马清凉。它浑身上下都是刺，有刺能干什么？有刺可拔毒、可穿破、可祛风。凡是治疗瘙痒难耐，一定要去找带刺的药。有孔能利水，凡是小便不通利的，要找那些有孔的。有毛能祛风，像带毛毛的臭风草，吃下去肚子咕噜咕噜地叫，就会排几个屁。

马齿苋与犁头草捣烂敷在患处，本来热辣辣的痛，马上清凉，这是外用神器。五经富镇上外科草医很多，基本上村村寨寨都有。他们治疗无名肿毒、疮毒，他们的拿手绝活就是马齿苋跟犁头草，当然还有其他方法。

火丹

小孩子有一种很奇怪的病，叫火丹。体表长出一个包来，这个包又红又硬，就是火丹。就找马齿苋捣烂敷上去，多敷几天，它会一天变小一点。如果还发热，把马齿苋的汁兑蜂蜜喝下去，热退了，火丹也消掉了。

体表长火丹、疱、脂肪瘤，它们的"大本营"就在肠胃，肠胃的黏油洗干净，它们就失去了后力供援。因此，治疮不治疮，要治肠胃。

有些人手上长疮，我说，是你胃的问题，我摸到你的脉，胃有很多黏油，油乎乎的。

他说，我是来治疮的，我不治胃。

我说，我不跟你讲。开了排胃部污浊的药，一吃下去，排出来黏糊糊的大便，黏在厕所冲都冲不下，吃到七八剂的时候，排的大便终于不黏了。

合谷穴长的疮，是胃肠里头的黏腻发在体表，要把胃肠洗干净。胃肠虚弱的人，要忌鱼、虾、奶、鸡蛋、韭菜、荤腥等。说白了，就是要喝着白粥配咸菜。击溃敌人，最快速的方法不是正面冲突，而是断他的粮草。

所谓，兵马未动，粮草先行，粮草一断，万众立散。

身上长疮，就吃素 1 个月，看看谁先饿死，肯定是那些"疮"先饿死。因为，"疮"就喜欢肉、奶、蛋，喜欢辛辣。

国外有饥饿疗法，而我们的古籍里就有，大概就是患了顽疾，让自己饿着，抵抗力反而会变强。

 黄疸

有些人黄疸，急着送往医院。其实还有一个办法，采新鲜马齿苋200～500克，煮水，大量地喝，黄色会慢慢地褪掉。

上次有一个脸黄、眼睛黄的患者，我跟他讲，回去吃中药期间，再去田里拔马齿苋煮水吃，要是觉得酸酸的有些难吃，就兑一点蜂蜜。

他第二次复诊时，黄色褪掉一半，第五次来的时候就全好了。

 肝炎

有些人说，怕得乙型肝炎等传染性肝炎。平时要是保持肠胃干净，病毒都很难亲近，就像干净的家里，蚊虫是很少的。马齿苋平时熬汤水来喝，可以预防各种传染性肝炎。

 草药小贴士

马齿苋性寒，味酸，能清热、解毒、消肿，主治热毒泻痢、热淋、尿闭、赤白带下、崩漏、痔血、疮疡痈疖、丹毒、瘰疬、湿癣、白秃、痢疾（大便半干

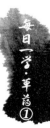 每日一学·草药①

半稀）、热毒血痢、痈肿疔疮、湿疹、蛇虫咬伤、便血、崩漏下血。

《日用本草》：凉肝退翳。

《滇南本草》：益气，清暑热，宽中下气，润肠，消积滞，杀虫，疗疮红肿疼痛。

《本草纲目》：散血消肿，利肠滑胎，解毒通淋，治产后虚汗。

《生草药性备要》：治红痢症，清热毒，洗痔疮瘰疬。

(1) 治血痢：马齿菜（切）2 大握，粳米 3 合。以水和马齿苋煮粥，不着盐醋，空腹淡食。

(2) 治产后血痢，小便不通，脐腹痛：生马齿菜（捣，取汁）3 大合，煎一沸，蜜 1 合，调服。

(3) 治小便热淋：马齿苋汁服之。

(4) 治赤白带下，不问老稚孕妇悉可服：马齿苋（捣绞汁）3 大合，和鸡子白 1 枚，先温令热，乃下苋汁，微温取顿饮之。

(5) 治阑尾炎：生马齿苋 1 握。洗净捣绞汁 30 毫升，加冷开水 100 毫升，白糖适量，每日服 3 次，每次 100 毫升。

(6) 治多年恶疮：马齿苋捣敷之。

(7) 治蚛脚臁疮：干马齿苋研末，蜜调敷上一宿，其虫自出。

(8)治耳有恶疮：马齿苋（干者）1两，黄柏（锉）0.5两。捣罗为末，每取少许，绵裹纳耳中。

(9)治小儿火丹，热如火，绕腰即损：杵马齿苋敷之，每日2次。

(10)治肛门肿痛：马齿苋叶、酢浆草等份。煎汤熏洗，每日2次。

(11)治蜈蚣咬伤：马齿苋汁，涂之。

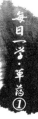

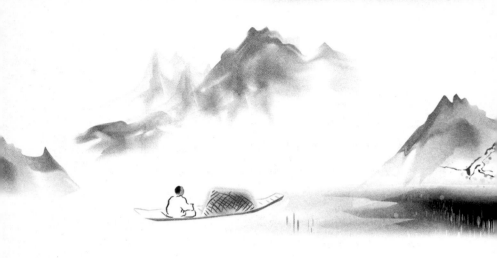

第 12 日
鬼针草

8 月 9 日 雨转晴 五经富公园

今天，我们要讲一味非常精彩的药，它通上彻下，从头到脚的压力、炎症，都能够疏通。它可以清热解毒，治疗一切炎症；活血化瘀，治疗跌打损伤；疏风解表，治疗外感邪气。它还可以利尿、止痛消积……

 阑尾炎

这味药又叫盲肠草，为什么有这个名字？盲肠发炎引起高热、腹痛，这味草药采来 250 ~ 500 克煮水喝，腹痛就解除了，会排出污垢来。

它又有一个别名叫清胃草，可以清除肠胃的污垢。现在，城里人很喜欢采这味草药当野菜吃，因为它本身就是一味野菜。

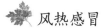 ## 风热感冒

我们当地人用这味草药治疗风热感冒，西山村有一个鼻塞头痛、浑身酸痛的患者，问我怎么办。

我说，你不用吃药，就采这味药，拿来煮水熏蒸。

熬水倒在桶里，把头就伸到桶里，用毛巾把头盖上，带着药性的蒸汽一熏上来，从头到脚唰唰出汗，鼻子也通了。毛孔通则鼻通，一通百通，以后我们会有一本书叫《一通百通》，专门用汗法通鼻窍、开毛孔，解除百病。

为什么叫它鬼针草？这里有3个意思。一是它会神不知鬼不觉地沾上你的裤子衣服；二是人体的汗孔又叫鬼门；三是其"针头"会分出两个叉，像鬼夜叉。

 ## 肾炎

上次碰到一例肾炎患者，排尿不顺畅，口干口苦，头晕。

我说，你用鬼针草煮水来熏洗，再喝浓浓的一碗，小便顺畅地就排出来了，用汗法可以让小便通畅。

中医把这个治法叫提壶揭盖。把壶盖打开来，茶水才会从下面流出来。我们潮汕泡工夫茶，把上面的壶塞摁住，

水就流下不来，手一放开，"唰"地就流下来了。

盆腔积液、卵巢囊肿，这些病大都是妇人久坐在空调房，不爱运动，不常出汗，水液排不出去，在体内就形成水饮、包块。

 肠痈

鬼针草，味甘微苦，形状像针，能开破。肠道里头的痈肿，它就可以破开来，因此，肠痈要用到鬼针草。

高血压

人体的血管如果变窄，压力就会变高。就像摁紧水管的时候，压力变大，水可以射得更远。治疗高血压的草药，要能够把血管通开；很多高血压患者会头痛、头晕，因此还需要有止痛的功效；还要能消肿，因为高血压的好多原因是水肿；还要消食积，因为肚肠里的积滞，就像压住水管的石头，要清干净；得了高血压的人，爱发脾气，面色难看，那是气血不够通畅，还需要有活血化瘀的功效。

有位医生就想到，要通过疏通血管，消肠胃的积滞，开汗孔，让血压降下来。鬼针草最合适。于是，拿来给他朋友试吃。吃了以后，人不烦躁了，睡眠质量也好了，半年后血压依然很平稳。他决心把这个简、验、便、廉的方子公布给大众。

这个方子是由 3 味药组成，鬼针草 10 克，山楂 5 ～ 10 克，大枣 10 枚。这个小泡茶方，需要长期服用。

山楂能软化血管，消除肠胃积滞。鬼针草疏通血脉，发散邪气，利尿。很难找到一味药，同时具备发汗、利尿、通便三大功能。

 便秘

部分中老年人大便不通的原因有 2 个，一个是肠道不蠕动，第二个就是皮肤毛孔不开。

有个患者好奇怪，他一直便秘，有一次得了感冒，去买了感冒冲剂喝，结果不但感冒好了，便秘居然也好了。过了不久，他又便秘，还是吃感冒药通大便，这样来回几次，感冒药就把他的便秘彻底治好了。

这就是中医的肺与大肠相表里。感冒药大多都是宣肺，肺一张开，毛孔也开了，肠道就会通畅。

老中医有经验，番泻叶、大黄都通不了的便秘，抓上荆芥 10 克，防风 10 克，鬼针草 10 克，代茶饮。喝了就会放屁，大便也会通下来。

这个方子没有用一味润肠药，却能达到通便的效果，淋漓尽致地体现了中医医理。

 白血病

有一个朋友在太白山，就是孙思邈盖茅房、著书立说的地方。据说在那里生长普通的小草，闻着都跟其他地方的不一样，太白山是草药的天堂。

他特别从太白山给老师寄来一蛇皮袋的鬼针草，他说，

他们那边用鬼针草治白血病，它能够将骨头里的脏东西，透出体外，它有这个猛劲。

🍁 高脂血症

鬼针草降脂的作用是从临床中体验出来的功效，降脂三药加鬼针草效果好得不得了。

现在人饮食太好，肠胃病也多了。逢年过节的时候，医院的人气特别旺。逢年过节的时候，要备好晒干的鬼针草，吃了过量的肥甘厚腻，就泡鬼针草茶来喝。如果又常吹空调容易受风，加点黄荆子，两味药配在一起就是绝妙的"节后黄金茶"。

有个患者血脂偏高，食欲还差。我说，你少吃肉。他说，已经很少吃肉，但是血脂还是高。我说，你压力太大，肝都压坏了，肝跟肠相连通。

这种情况，要疏通气机，鬼针草同时具备疏肝和通肠的功效，这是很难找的药。同时具备疏肝、通肠，是大柴胡汤的思想，它能帮助肝脏排毒。

这个患者血脂偏高已经十来年了，因此，处方里还加了黄芪。黄芪补气，排便就有力量了，鬼针草通畅血管，黄芪配鬼针草就是补气通脉的良药。

他吃了一个多月的中药，血脂降下来了，体重减轻了十几斤。他说，大小便从来都没有现在这么通畅过。

患者只要有暴饮暴食的习惯而且情绪容易激动，鬼针草茶加山楂、大枣开下去绝对有效。

山楂酸酸的，酸涩收敛涤污脓。煮菜的人发现，肉煮不烂，只要丢几个山楂进去肉就煮烂了。也就是说，我们治疗子宫肌瘤、胃息肉、脂肪肝、肝硬化等疾病的时候，在方子里加一点点山楂。但是，要趁热喝，凉了效果就差了。就像用热水洗碗洗得更干净一样，凉水洗不掉油腻。如果不是大热的身体发炎，不要轻易去喝凉水，尤其是中午以后不要喝凉水。

金昌叔讲，中午以后喝凉水，过了四十岁，手就容易冰凉、没力。中午以后要喝温暖的。

大枣甘甜益气，生肌肉。很多凉茶太凉了，丢几个大枣下去就能缓解，甘甜益气生肌肉，吃了有劲。跟山楂、鬼针草配在一起，降"三高"。

我们开药要分得清阴阳寒热，然后再用黄荆子、鬼针草。寒的加点生姜，热的放多一点青草药，寒热夹杂又虚的加黄芪、党参、枸杞子。来来回回就是这几招，没有别的，所以你不要学很多，但是你要把一个技能学得很透，变成你的绝技，这个很重要。所谓一招鲜吃遍天下，你一定要学好你那一招。

当时我同学在学校的时候，就专门研究甘草或者白术，这一味药写论文。课堂上，老师半节课把甘草讲完，他可以十天半个月写一篇甘草的论文，哪个典籍讲到这味药，是什么功效，哪个典籍讲它益气生肌肉，哪个典籍讲它清热治喉炎，哪个典籍还讲它可以解毒，哪个典籍讲它可以止咳。他通通都学到，他在临床运用就有很多变化。因此，学问之道不在于多，而在于精，用兵之道不在于泛，而在于良。

草药小贴士

鬼针草味苦，性微寒，归肝、肺、大肠经，能清热解毒、散瘀消肿。用于治疗阑尾炎、肾炎、胆囊炎、肠炎、细菌性痢疾、肝炎、腹膜炎、上呼吸道感染、扁桃体炎、喉炎、闭经、烫伤、毒蛇咬伤、跌打损伤、皮肤感染、小儿惊风、痞积等症。

《本草拾遗》："主蛇及蜘蛛咬，杵碎敷之，亦杵绞汁服。"

《本草纲目》："涂蝎虿伤。"

《福建民间草药》："散瘀活血，消痈解毒。"

《江苏植药志》："捣汁敷，止血。"

《中国药植图鉴》："煎服，治痢疾，咽喉肿痛，噎膈反胃，贲门痉挛及食道扩张等症。有解毒，止泻，解热功效。近用治盲肠炎。"

《泉州本草》："消瘀，镇痛，敛金疮。治心腹结痛，产后瘀血，月经不通，金疮出血，肠出血，出血性下痢，尿血。"

《闽东本草》："治肠痛，淋浊，疟疾，黄疸，小便不利，跌打损伤。"

（1）治痢疾：鬼针草柔芽1把。水煎汤，白痢配红糖，红痢配白糖，连服三次。

（2）治急性肾炎：鬼针草叶（切细）5钱，煎汤，和鸡蛋1个，加适量麻油或茶油煮熟食之，每日服1次。

（3）治偏头痛：鬼针草1两，大枣3枚。水煎温服。

（4）治胃气痛：鲜鬼针草1两5钱。和猪肉4两同炖，调酒少许，饭前服。

（5）治大小便出血：鲜鬼针草叶5钱至1两。煎汤服。

（6）治跌打损伤：鲜鬼针草全草（干品减半）1～2两。水煎，另加黄酒1两，温服，每日服1次，一般连服3日。

（7）治蛇伤、虫咬：鲜鬼针全草2两，酌加水，煎成半碗，温服；渣捣烂涂贴伤口，每日换2次。

（8）治气性坏疽：鲜鬼针草全草，用冷开水洗净，水煎汤熏洗。

（9）治金疮出血：鲜鬼针草叶，捣烂敷创口。

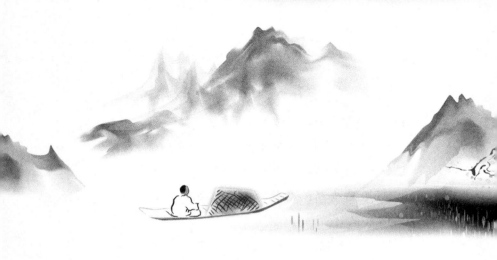

第 13 日
苍耳子

8 月 10 日　晴　五经富公园

今天讲的这味草药在岭南地区遍地都是，它有非常神奇的效果。

你根本不知道要把它归于哪类药，说它是感冒药、风湿药、通窍药、止痛药、杀虫药，都对。

它可通鼻窍，发散风寒，祛风湿，行气活血，疗关节痹痛，杀虫。

🍁 腰腿疼痛

我是从一位草医那里认识了这味药。他善于治疗腰腿疼痛，每年都有几十个人找他治腰腿疼痛。我问他怎么治，他偷偷告诉我去拔这种草，一部分煮水熏洗局部，另一部分煮水喝或是煲骨头汤。又嘱咐我，别让太多人知道这味药，会被拔光了。

这味草药就是苍耳草，又叫虱母头、狗脚迹。岳美中老先生用它来治疗麻风病。它的种子叫苍耳子，不是中药学教材中的苍耳子，它们是名字相同、功效相近的两种草药。

🍁 鼻炎

有一句关于苍耳子的药谚很重要，一定要记住：

诸花皆升，唯旋覆花独降。

诸子皆降，唯苍耳子独升。

各类花的药性都是往上升的，只有旋覆花是往下降的。诸子皆降，是说好多植物的种子，像枸杞子下降到腰部，但是苍耳子会上冲到鼻子。

我们治疗最多的就是鼻炎，受风后鼻塞就加重。有毛能祛风，你看苍耳子的茎上都是毛，毛毛糙糙就能祛风。

珍仔围有个小伙子得了鼻炎，在外面没治好，暑假回来找我。我给他开四逆散和苍耳子散，再加黄芪、党参，这十味药，基本上通治慢性鼻炎。苍耳子散是苍耳子、辛

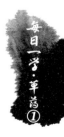

夷花、白芷、薄荷，这四味药都带有芳香开窍的作用。

苍耳子带刺能冲，辛夷花芳香通九窍，白芷止清涕。所有流出来的清白的液体，鼻涕、口水、白带，用白芷这风药能令白色的东西止住，因此叫白芷。它还是美白药，祛脸上的斑，也用白芷。

辛夷花又叫木笔花，它攒了一个冬天的能量，像笔杆子一样指向天空，再打开一朵花来，这花一柱擎天向天开，吃到肚子里头，气能冲到鼻子。家里可以备上一瓶辛夷花打成的药粉，平时只要觉得鼻子痒，快要感冒了，就拿来加上生姜和大枣用热水一冲，能预防感冒。辛夷花和苍耳子就像在外面打仗的将军，生姜和大枣就是粮草，如果粮草补给不上，就算鼻子通了，很快又会堵上。

薄荷有疏风消肿之施，它可以疏散风邪，消鼻子里的水肿。再加黄芪、党参，培土生金。

有个小孩子得了鼻炎反复不好，平时不爱运动，肺活量小。中医治鼻要治肺，肺开窍于鼻，黄芪、党参这组药对能提高肺活量。他回去吃了1周左右，到现在都没再犯过鼻炎。

苍耳子炒过后，和辛夷花一起磨成粉，遇见鼻塞流清涕，又打喷嚏不止的患者，就给他一包药粉，能迅速见效。

 偏头痛

上次有一个偏头痛1年多的患者，感冒鼻塞了。用酒送服苍耳子和辛夷花打成的药粉，谁知他吃了以后鼻子通了，偏头痛也好了。从此，我认识到治疗偏头痛要开鼻窍，鼻窍开了，血脉会变得宽大。

而且苍耳子它有一个特点，它能通窍止痛，不单它通鼻窍，它还通九窍。因此治疗耳鸣、耳聋，在通气散里头加苍耳子，其效加倍。

这是一个医谚药谚，每个医谚与药谚都是医药文化世界里头的瑰宝，比如"王不留行路路通，妇人服了乳长流"，里面有大智慧。

巅顶痛

巅顶痛用什么？用藁本。但是单用藁本治不好的时候，要加苍耳子进去。朱良春老先生最喜欢用它通督脉上巅顶的功效。

头巅顶的地方痛得不得了，好多药都上不去，藁本就可以上，因此苍耳子是治疗头痛的，像定位系统一样，直接指向巅顶。

上次，一个人的头顶被竹子敲到，痛了很久不好。我说，简单，川芎茶调散，偏正头痛皆可康，川芎茶调散加苍耳子、藁本，吃下去痛就好了。

感冒

苍耳子通督入项部，感冒初起周身酸痛、项强，拔来整棵的苍耳草，煮水。还不用吃，用蒸气一熏，鼻窍打开，

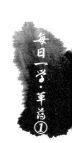

汗也出来了，当即就好。汗后注意不要吹到风，喝点热粥。中医很有智慧，发过汗后，胃就缺水，热粥喝下去补肠胃的津液。

皮肤瘙痒

其在皮者，汗而发之。不管是什么病，邪气在体表，首先要让皮肤出汗。

我碰到一例全身瘙痒的患者，痒得都没法正常吃饭，吃口饭，抓一抓，再吃口饭，再抓一下。这种全身走窜性的风痒，要找有毛能祛风的草药。苍耳草身上长毛，叶子带角，苍耳子浑身都是刺，像刺猬一样。整棵草药带着种子，拔来煮水洗澡，再加薄荷，洗澡会很清凉、舒服，洗完澡就好了。因此，有些表证，要用温水沐浴法，温水能行气活血、发散风寒、开窍。

有些人说，我也吃苍耳子，有的时候效果不好。我说，那你吃的时候一定喝凉水了，或者药汤放凉了才喝，不是趁热喝的。凡是喝解表疏风、祛风湿的药汤，温度要高过体温，不然效果不太好。

大凡邪气伤人，遇寒则凝，得温则行，它碰到寒凉就凝固不动，碰到温热就运行通畅。

肠炎

苍耳子还能治疗腹泻、肠炎。

有些肠炎是细菌、病毒在作怪。苍耳子配苍术，叫"二苍"，炒过的苍耳子和苍术各 10 克左右，用来泡茶喝，效果立杆见影。它们都是风药，能祛风，是肠道里的"风干机"。假如，田地里有小水洼，那风吹过去，干得就快了。

患者腹部胀，是湿气，要么拔这个苍耳子煮水喝，要么就用藿香正气散，风能令水干。风药吃进身体，它会在你的肚肠里头刮起一阵风，大气一转，百病乃散。因此，当你治病没有思路，不知道如何下手的时候，就在阴阳跟一气周流上用功，旋转大气，可以开一些行气药让他放屁。

这是苍耳子治疗肠炎的独到之处。

🍃 流行性感冒

面对这种流行性感冒（简称流感），苍耳子是最好的预防手段。流感来临的时候，用炒过的苍耳子泡茶，或者煮水来喝，体寒的人再加点姜、枣。喝上几壶后，讲话都会比较大声，那是中气足了。苍耳子就好像家里请的"门卫"，盗贼就进不来了。

中医厉害之处在于预防，一分钱的预防顶得过一百块的治疗。有人说，中医都是治小病。我说，是啊，小病不治大病之母，小洞不补大病一尺五，善治小病的人是高手。

发散风寒，单一味苍耳草的根，30 ～ 50 克煮水喝，体寒加点生姜、红糖，有流感治流感，没流感防流感。祛风除湿，就我刚才讲草医的秘方，也是苍耳草的根 30 ～ 50 克，煮水，或是煲骨头汤。治疗风湿酸痛，天气一变化，症状就加重。

皮肤瘙痒的患者，苍耳子用 10 ～ 20 克煮水喝就行了，治疗皮表用轻剂量，轻舟速行。如果是荨麻疹，再加点红糖。治风先治血，血行风自灭，红糖入血分。红糖配苍耳草的根，就相当于将军带了粮草去打仗。有些人说，吃这个药觉得有点效果，随后又发作，那是因为缺少了"粮草"。也可以全草煮水熏洗，治疗痱子、湿疹。全草煮水熏洗，加薄荷效果更好，它能开窍。

接下来再讲鼻炎，鼻子不通气。人只要孔窍不通，百病丛生。我们利用苍耳子开窍的功能，苍耳子通鼻窍，就能提升你的吞吐量。

上次那个背痛的患者，用四君子汤加了苍耳子散。旁边的学生就问，治鼻炎的方子怎么能够治疗背痛？我跟他讲，孔窍闭则痛。

苍耳子散不单治鼻炎，从头到脚的痛，它都能治。头痛加川芎；项痛加葛根；手臂痛加桂枝、桑枝；胸痛加枳壳、桔梗；背痛加姜黄；腹痛加小茴香、厚朴；腰痛加杜仲、枸杞；膝盖痛加牛膝、牛大力；脚抽筋加淫羊藿、小伸筋草。

我觉得，这个时代，所有人的肺活量都不够大，肺活量怎么练呢？用酒送服苍耳子散，一吃下去，整个人就像飘起来，坐都坐不住。因此，好动的人要少吃一点。中药用得好，可以辅助练功。

有人问我，你怎么治病？我说，就三招，发汗、利小便、通大便。就是汗尿便，汗可以排浊气，尿可以排浊水，便可以排油渣。工业有三大污染，人体也有三大污染，废气废水跟废渣。

 疲劳

上次有一个肝郁的患者，用玫瑰花没有效果。我说玫瑰花是个比较小气的花，身上带刺，它小转胸肋中的气。我们要转大气，用苍耳子散（苍耳子、辛夷花、薄荷、白芷），吃下去胸肋痛就好了。疏肝解郁法治不好的问题，可以用发散的方法来治。上次提到一个案例，一个抑郁的患者感冒，吃了苍耳子散。他说，这个药比抑郁药还管用。风药能够让人兴奋，让人充满活力。

下午干活要努力一点，苍耳子散和黄荆子煮成汤，大家每人分一壶喝，就像打了鸡血一样，又没有不良反应。有时候，担心后力跟不上，苍耳子散加点生姜、大枣，六味药喝下去就是抗疲劳的良方。

懒惰的人要开苍耳子升阳；傲慢的人要开黄连、大黄泻火下气。药用得好，可以品出人生。

一味草药就这么好，不要急着学很多，每日一学草药，把一味药扒皮、见肉、拉筋、敲骨、吸髓，最精华的都要挑出来。而且，要上升到人生的高度，治病才能真正潇洒起来。

老师常跟我讲，遇到疾病在五脏上转不通，就从阴阳来思考，五脏生克皆是虚位，唯阴阳二气流通，乃为真机。阴阳二气流通，那才是中医的大秘密。

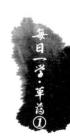

　　患者拖着脚进来，拖泥带水，下身湿气重，我立马就会想到风药，像苍耳子、羌活；看到患者走过来，头部前倾，就知道这人是个急性子，缓急止痛，芍药、甘草就用上了；神态疲倦的，柴胡用量可以多一点；患者很亢奋、激动，我讲一句，患者讲五句，芍药、甘草就可以用量大一点，也可以加枳壳，柴胡配甘草相当于踩油门，枳壳配甘草就是踩刹车。

　　上次有一个患者说自己浑身不舒服，一身都是病。讲得没完，我这边药方已经开好给他了，四逆散加苍耳子散。过了三天复诊的时候，患者乐坏了，浑身都舒服，睡觉好了。

　　为什么能够这样神奇，因为我觉得人的病就分四种。第一，外面风寒入体，用苍耳子散；第二，肝气郁结，用四逆散；第三，饮食不节制造成食积，用四逆散加枳壳；第四，熬夜玩手机，身心疲倦，用甘草、黄芪、党参、苍耳子、生姜、大枣，抗疲劳，增强体能。

　　四逆散配合苍耳子散，再加党参、黄芪，不单单只能治鼻炎，如果懂得灵活运用，从头到脚的病都能治。吹空调，受风感寒，苍耳子散重用；食积比较严重，加枳壳20～30克，枳壳乃破胸锤，把气从口降到肛门；常生闷气，四逆散主之，会毁掉一个人的3种气，即小气、怒气、傲气，四逆散就专治这三种气；过度疲劳，甘草配合黄芪，古人讲，吃了黄芪和甘草，力气会从脚底涌出，黄芪配甘草、枸杞子，甘甜益气生肌肉。

养生就四句话，慎风寒，节饮食，惜精神，戒嗔怒。有句话讲得很好，"莲花有种无人种，心火无烟日日烧"。

草药小贴士

白花苍耳草，潮汕地区别名称为虱母头、虱母球、虱麻头、阳菜归、胶东仔、胶东只头、猪母带、羊母归、狗脚迹。外地别名称为苍耳、苍耳子、疾头婆、苍耳草、老苍子、白痴头婆、菜耳、野茄子、苍刺头、痴头猛、野洛苏、草带妇、苍子。本品为菊科苍耳属苍耳，为一年生草本植物。生于田野、山坡、芜地、村房、路旁或人工栽培。

苍耳草性辛、苦、性温，有小毒。内服发汗通窍、散风祛湿、解毒止痛。外用止痒、消炎、排脓。入肝肺经。主治风寒头痛、菌痢、肠炎、伤风感冒等。

(1) 治风热、伤暑感冒：苍耳草茎、叶各30克，野菊花10克，大青叶20克，水煎服，每日1剂，分2次服，连服2～3日。或苍耳草根30克，水煎，冲红糖服。

(2) 治过敏性鼻炎、副鼻窦炎：苍耳子3克，研细末，少量吹入鼻腔；另用荆芥适量研细末，每次10克，生姜汤冲服，每日服3次。或用苍耳草子适量，

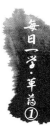

炒去刺，研细末，每次3克，开水冲服，每日服3次。

（3）治风湿性关节炎：苍耳草根30克，加猪骨共煮，饮汤吃肉。

（4）治肠炎、菌痢：鲜苍耳草全草60克，加水800～1000毫升，共煎至500～600毫升，每日分3次饮服。

（5）治头风痛：苍耳草根30克，猪瘦肉共煮饮汤吃肉。

（6）治过敏性鼻炎：苍耳子适量，洗净，炒黄，研成细末，用开水冲服，每次5克，每日服3次。

（7）治荨麻疹：苍耳子适量，水煎，洗患处，每日1剂。

本品内服常用量全草或根生品15～60克，干品10～30克。枝、叶外用适量。

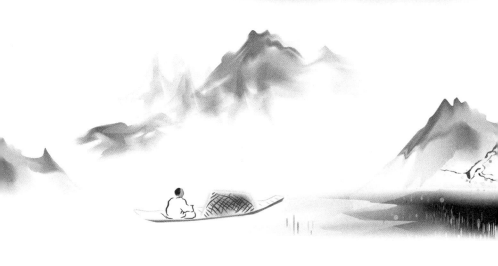

第 14 日
紫　苏

8 月 11 日　晴转雨　五经富公园

每一味药都有它最靓丽的一面，比如说前面讲的苍耳子，《药性赋》说，金樱子兮涩遗精，紫苏子兮下气涎，苍耳子透脑止涕。我今天就要讲紫苏子。

苍耳子能够透脑止涕。老人健忘，孩子头脑昏沉、不专心，都是阳气上不了巅顶，神是虚散的，用苍耳子、苍术、菖蒲泡茶。脾主九窍，苍术用之；菖蒲开九窍，益智聪明。

有的时候会给患者开"金标状元汤"，读书不上进、成绩差的小孩，吃了成绩会好一点，但是只能好一点，自身的努力占九成，药力只占一成。用于孩子聪明益智方面的，通过开窍、除湿，好像清风扫云烟，一下就光明了。头脑的痰浊扫去，人也聪明了。苍耳子的厉害之处就是能通督、透脑、止涕，驱风寒，除湿。

解毒

　　紫苏这味药，日本人对它推崇到了极致。日本人常将生鱼片和紫苏叶一起食用，去除腥浊恶臭。

　　我跟大家讲个案例。有一个患者腿肿，怎么也治不好，不知道什么原因。细问之后才知道，最近池塘里抓来的鱼多得吃不完，顿顿把鱼当饭吃，没想到丰收也是福中含祸。鱼生痰肉生火，青菜豆腐保平安。痰湿都凝聚在下半身，腿肿了。于是，用紫苏100克，加上一把生姜，煮汤喝。

　　他说很好喝，喝第一碗的时候，就觉得有希望了。喝到对证的药，患者身体会有欢喜、舒服的感觉。连喝上三天，腿肿消掉了。因此，治疗腿肿不一定采用利水法，或是补气法，也可能是鱼虾蟹中毒，紫苏正好能解鱼虾蟹之毒。五经富的百姓喜欢在田头、家外都种上紫苏，平时用它来熬汤。

　　除此之外，紫苏还有两大功效——宽胸理气、发散风寒。它是一个作战能力很强的药，上可解表、中可解郁、下可解毒。

它性辛温，能解香菇、田螺这些食物的寒毒。中医看待"毒"，首先要分寒热阴阳，像鱼虾蟹生长在阴湿的地方，产生的毒叫寒毒。

比如上次，有一个人从山里采了很多蘑菇来吃，他胃肠又不好，腹部彻夜都在痛。来问我该怎么办？他家里没有附子理中丸，但家门前正好种了紫苏。用紫苏加上几片生姜煮水，喝一杯下去，痛就没再发作了。

一个郎中的医术普普通通，但见地独特，他治病就用平胃散加紫苏。我问他，你怎么都是这个思路？他说，来找我的患者大都是久治不好的，身上都是药毒和食物的毒，我用紫苏解毒，用平胃散恢复脾胃的功能。

平胃散配紫苏是一个经典的配伍，它专治饮食不节引起的百病。这是一个时代病，悟透这个时代普遍的病因，治病会变得轻而易举。

就像陈厚忠老先生曾经对我说，我现在60多岁，看病思维比年轻人还敏捷，看病很轻松，如果得其要领者，易如拾芥，就像弯腰拾草那么容易，不得其要领者，难如登天。

老先生又说，我们这个时代的人普遍容易发脾气，饮食不节制，熬夜损精神，爱吹空调和不爱运动。患者来了，就观察他哪方面严重。容易发脾气，用四逆散；饮食不节制，用平胃散；损伤精神，用四君子加腰三药（川续断、杜仲、桑寄生）；外感风寒邪气，用香苏饮。

鼻渊

紫苏还有发散风寒的功效。在珍仔围义诊的时候，有个小孩子，睡觉没盖被子，现在，鼻涕一直往下流。我直接让他家人回去煲一碗紫苏叶金不换生姜汤，紫苏叶、金不换和生姜三味。这孩子以前不爱吃药，但一喝这汤药就喜欢上了，病也很快就好了。紫苏芳香开窍、除湿，有些人湿气重，整天都很疲劳，用紫苏就可帮助他们恢复精神，这点是一般药书上没写的。

 厌食

另外一例深圳来的患儿，不爱吃饭，吃了消积茶、保和丸都不管用，就告诉家长回去给孩子喝香苏散，之后就爱吃饭了。这个患儿容易跟家长赌气噘嘴，有香附就管住了，香附乃气病之总司，以后我们会讲它是气病神药，吃下去气就消了。这个孩子又很喜欢吃零食，有紫苏、陈皮管疏导饮食积滞。她还容易疲劳，用甘草和紫苏叶相配，芳香理气、醒脾提神。

香苏散还有一个特别的功效，平常脾气不好、爱生气的人突然受风寒感冒，用它治疗效果最好。

咳痰

再谈紫苏对呼吸系统的作用，它可以减少吸烟带来的不良反应，如果古书读得透，就会悟到这一点。

紫苏是如何解烟毒的呢？古书上有讲"金樱子涩遗精，紫苏子兮下气涎。"就说遗精、遗尿，用上金樱子就收住了，有个80多岁的老阿婆尿失禁，单用金樱子50克，就吃了一剂，尿失禁就收住了。

"紫苏子兮下气涎"，紫苏能把胸肺中的痰浊、烟油刮下来。有一个孝敬老人的方子叫作三子养亲汤，清除老人肺里的痰浊，都可以用这三子，莱菔子、白芥子、紫苏子可以从肺一直降到大肠。

有个患者说，不抽烟不行，但是到晚上就爱咳嗽，咳出的痰是灰色的。绿痰、黄痰还好治，灰痰就很难治了。绿痰是肝之色，用百部；黄痰是脾胃之色，用竹茹；灰痰、黑痰是肾之色，属于老寒痰，用紫苏加生姜泡茶叶喝。

泡茶喝了1周，晚上不咳，痰也少了，紫苏叶居然可以止咳化痰，这是多么让人惊喜的临床疗效。这个时代，呼吸系统疾病实在太多，紫苏是很安全的中药，如果患者体质偏热加薄荷，偏寒加生姜。

中药的功效远远超出我们的知识范围，紫苏和苍耳子都是一药多能，能力广泛，千万不要以为它们属于解表药，就只能治感冒。感冒药可以用来通便、利尿、疏肝解郁，还可能用来治疗风湿关节炎。

 醉酒

有人喝完酒后昏昏沉沉，肝脏像昏迷一样，很闷，气塞在那里不肯走，我们就去找能够让人苏醒的药——紫苏。

紫苏红得发紫，它就入血分，能把血里的湿气化掉，让醉酒的人清醒。遇上"酒后综合征"，泡碗紫苏生姜汤，化湿解酒。

因此，要研究中药的药名。路路通，可以打通每一条路；王不留行，君王都留它不住。俗话说："王不留行路路通，妇人吃了乳长流。"

 ### 药后浮肿

紫苏还有一个非常厉害的作用，有些人用过寒凉药或是打了消炎针，过后浑身疲倦，一碗热腾腾的紫苏生姜汤就可以治疗。

上次，有个患者感冒，在医院静脉输液了6天，眼皮肿得眼睛都睁不开了，舌头伸出来全是白腻苔。我说，原本就是受寒感冒，加上消炎药也是寒凉的，雪上加霜啊，紫苏生姜汤就可以春阳融雪。他喝完第一剂，鼻子通了。3剂过后，小便量增多，浮肿也消退了。

我在中医药大学的时候，跟一位返聘的老教授出诊。找他治疗脾胃病的患者太多了，他的号很难挂到。当时，我就立心要把脾胃病作为一个突破点，因为脾胃病患者实在太多。

我跟老先生抄方的时候，10个方里有8个是四逆散加紫苏梗。我问他，为什么这么用？他说，我加紫苏梗用意很多，发散风寒，解怒气，化解饮食在肠胃里产生的毒素。慎风寒、节饮食、戒嗔怒，一味药同时穿到，这个是一药多能的。

余浩老师的任之堂有一个秘密，他山庄里，种得最多的草药就是紫苏。紫苏茎是方形的，茎方通瘀滞，枝圆行血入脏。

紫苏，一个人体的"清道夫"。

 草药小贴士

紫苏性温，味辛，归肺、脾经。解表散寒，行气和胃。用于风寒感冒，咳嗽呕恶，妊娠呕吐，鱼蟹中毒。

(1) 用于感冒：紫苏叶 10 克，葱白 5 根，生姜 3 片，水煎温服。

(2) 用于外感风寒头痛：紫苏叶 10 克，桂皮 6 克，葱白 5 根，水煎服。

(3) 用于急性胃肠炎：紫苏叶 10 克，藿香 10 克，陈皮 6 克，生姜 3 片，水煎服。

(4) 用于胸膈痞闷、呃逆：紫苏梗 15 克，陈皮 6 克，生姜 3 片，水煎服。

(5) 用于孕妇胎动不安：麻根 30 克，紫苏梗 10 克，水煎服。

(6) 用于妊娠呕吐：紫苏茎叶 15 克，黄连 3 克，水煎服。

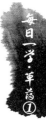

（7）用于水肿：紫苏梗 20 克，蒜头连皮 1 个，老姜皮 15 克，冬瓜皮 15 克，水煎服。

（8）用于食蟹中毒：紫苏叶 30 克，生姜 3 片，煎汤频饮。

（9）用于阴囊湿疹：紫苏茎叶适量，水煎泡洗患处。

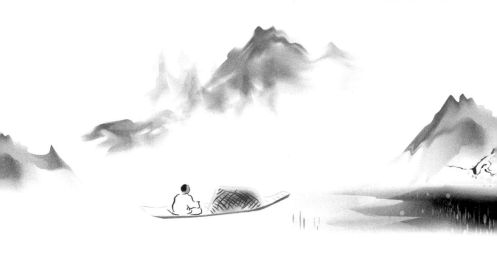

第 15 日
桑 叶

8 月 12 日 晴 五经富公园

　　紫苏既是野菜，也是药物，今天讲的这味药，也是药食之品，村里很多老百姓家里的门前门后都种了它。它浑身是宝，根可以退虚热，枝干可以通经络、降血压，叶子发散风热、清肝明目，果实补益肝肾、安神。

　　这个药物就是——桑叶。

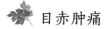 **目赤肿痛**

　　熬夜伤了眼睛，又红又痛，用桑叶 50 克，再加麻黄或

者薄荷3～5克，煮水喝。对于急性的肝火上炎导致目赤肿痛，它直接清肝明目。

上次一个高血压患者，眼睛红赤疼痛。我说，肝开窍于目，白睛属肺，这是肝肺火热，就在周围找到一棵桑树，采上百片桑叶，急性的热证得用重剂，煮水喝下去，第二天睡醒就没事了。

我们当地的一个草医跟我说，红眼病一定要重用桑叶，不重用不足以起功。他家就在学校周围，上一次流行红眼病的时候，好多孩子都得了，他一看到这种情况，就熬了四味药：桑叶、白蒺藜、木贼草、蒲公英。

白蒺藜、木贼草、蒲公英是我们常用的眼三药，可以清目中热、降肝火。

便秘

桑叶和黑芝麻搭配在一起，组成一个延年益寿的方子，叫桑麻丸，可以帮助很多便秘的老人。

有一个老年人便秘四五年了，常常一周排便一次，吃了很多药都没有效果。这不是普通的肠燥便秘，他这个人性子急，肺热上亢，肾水不足，治法要降金生水，润肠通便。

给他用一大把黑芝麻研磨成粉末，和桑叶50～100克一起煮水，当成饮料喝。单喝这个饮料，就保持他每天排便，中医就有这个本事。

高脂血症

之前，有一个血脂偏高的患者来找我，带了一批桑椹过来问我，这是同一棵桑树结的果，为什么有的酸，有的甜？

我说，因为位置不一样，有些站在太阳底下晒得乌黑，有些藏在树荫底下。

长在东边或者在顶端的桑果，日晒量最足，味道也可口，胃寒的人吃了都可以暖胃。

血脂高的问题，我叫他用桑叶、金银花、何首乌各20～30克泡茶，这是首乌延寿丹的变化。喝了以后，血压、血脂降了，失眠好了，大便也通了。所以，我对这三味药情有独钟。

 ## 健忘

有些人上了年纪，容易健忘。肾主骨生髓通脑，用桑椹、何首乌、枸杞子各一把，泡茶喝，可以增强记忆力，还会改善失眠。过年的时候，配几包茶送给家里的长辈，喝完了准会再向你要。

 ## 咽痛

像怕风、头痛、咽喉肿痛，这种风热感冒，常常桑叶和菊花两味药泡茶就能搞定。如果咽喉还痛，再加玄参、麦冬、甘草、桔梗，这四味药是治疗急慢性咽炎非常

好的组合，北京中医药大学的郝万山教授就很推崇这个方子。

桔梗重用开喉轮，配上甘草，张仲景用来治疗咽中腐烂化脓毒。另外，我发现很多咽炎的患者都常熬夜，熬夜的人好失肾水，所以，再加玄参滋肾、麦冬滋肺，金水相生，咽喉就不会干燥。

高血压

早年，上海的严德馨国医大师想从中药里找出可以长期服用的降压药，结果让他找到了一个桑叶和车前子的泡茶方。中医学里有句话，"肺气肃降，则诸经之气莫不服从而顺行"，桑叶降肺，车前草利膀胱，从上到下，气就降下来了。

血压高、尿黄赤的患者就可以用桑叶和车前子各20～30克，煮水，喝下去身体的压力就为之缓解，尿也会变清澈。

汗证

有些小孩子容易出汗，不管是自汗、盗汗、白天出汗、晚上出汗，这味药都管用，它是汗证的要药。

我碰到七八例出汗严重的小孩子，除了叫他们吃保和丸，把食积化掉，随后就用桑叶煮水喝，或者是把桑叶晒干磨成粉，用白粥最上层的粥油送服，效果最好。最上层的粥油就像粥的表皮，色白入肺，皮毛出汗要用粥油来收。

老年人常见"咳、喘、汗"，就可以常喝白粥上层粥油。

古籍上讲，粥油滋阴之功胜熟地。熟地吃了会腻，不消化，还要再加陈皮、紫苏叶、藿香等去开胃。但是粥油不用，清清淡淡润五脏。

 ## 口干

有位朋友经常熬夜，接下来的一整天都很疲劳。我就教了他一招："活"就是左边是水，右边是"千"和"口"。要想活命得喝水千口。结果他就坐在那慢慢地喝白开水，大约半小时喝完这一千口。喝完后，他可以感觉到身体里的津液在运转，随后疲劳感消失了。

古代就有一个这样的案例，有人喝补酒没有效果，道士就教他千口一杯饮，喝下去腰酸、背痛、头晕、眼花全好了。

上次有一个朋友带来一个血糖高的患者，晚上经常会渴醒，很多糖尿病的患者都有口干渴的症状。我有一招百用百效，桑叶或者枸杞子泡茶，手脚比较凉的用枸杞子，手脚发热的用桑叶，如果手脚不凉也不热，它们俩可以搭在一起用，不会打架。

夜盲症

把桑椹晒干以后泡酒，喝了这个酒，晚上眼睛都会光亮。有些人患有夜盲症，到黄昏的时候眼睛就看不见了，喝了桑椹酒补足肝肾的力量，这个症状就会慢慢好转。

每日一学·单药①

草药小贴士

桑叶味苦甘，性寒，过肺、肝经。清凉散降，用于疏散风热，清肝明目，清肺润燥。

《神农本草经》：气味苦甘寒，有小毒，主寒热出汗。

《本草拾遗》：桑叶、汁，主霍乱腹痛，吐下，研取白汁，合金疮。又主小儿吻疮，细锉大釜中，煎取如赤糖，去老风及宿血。椹，利五脏关节，通血气。

《日华子本草》：暖，无毒。利五脏，通关节，下气，煎服。除风痛出汗，并扑损瘀血。春叶未天，枝可作煎酒服，治一切风。

《开宝本草》：霜后叶煮汤，淋渫手足，去风痹殊胜。

(1) 治太阴风温，但咳，身不甚热，微渴者：杏仁 10 克，连翘 7.5 克，薄荷 4 克，桑叶 12.5 克，菊花 5 克，苦桔梗 10 克，甘草（生）4 克，芦苇根 10 克。水 2 杯，煮取 1 杯，每日服 2 次。

(2) 治风眼下泪：腊月不落桑叶，煎汤日日温洗。

(3) 治肝阴不足，眼目昏花，咳久不愈，肌肤甲错，麻痹不仁：嫩桑叶（去蒂，洗净，晒干，为末）500 克，黑胡麻子（淘净）200 克。将胡麻擂碎，熬浓汁，和白蜜500克，炼至滴水成珠，入桑叶末为丸屈口梧桐子大。每服3钱，空腹时盐汤、临卧时温酒送下。

(4) 治吐血：晚桑叶，微焙，不计多少，捣罗为细散。每服15克，冷腊茶调如膏，人图香少许，夜卧含化咽津。只一服止，后用补肺药。

(5) 治霍乱已吐利后，烦渴不止：桑叶1握，切，以水1大盏，煎至5分，去滓，不计时候温服。

(6) 治小儿渴：桑叶不拘多少，用生蜜逐叶上敷过，将线系叶蒂上绷，阴干，细切，用水煎汁服之。

(7) 治痈口不敛：经霜黄桑叶，为末敷之。

(8) 治火烧及汤泡疮：经霜桑叶，焙干，烧存性，为细末，香油调敷或干敷。

(9) 治咽喉红肿，牙痛：桑叶15～25克，煎服。

(10) 治头目眩晕：桑叶15克，菊花15克，枸杞子15克，决明子10克。水煎代茶饮。

(11) 治摇头风（舌伸出，流清水，连续摇头）：桑叶5～10克，水煎服。

(12) 治手足麻木不知痛痒：霜降后桑叶煎汤频洗。

(13) 治乳硬作痛：嫩桑叶生采研，以米饮调，摊纸花贴病处。

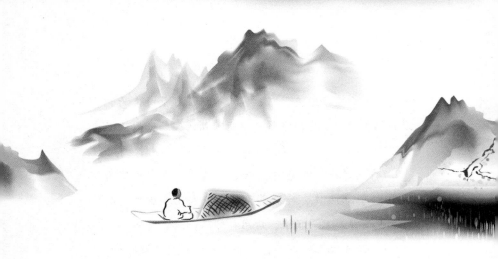

第 16 日
金不换

8 月 13 日　晴　五经富公园

　　这味草药有十大功效，它的名字叫金不换，俗名叫九层塔，它像宝塔一样"步步高升"。

胃痛

　　它芳香定痛祛寒湿，昨天有一个学生胃痛，摘了7片金不换的叶子，嚼烂吞下去，五分钟后就不痛了，这是庵背村的一个老爷子教我的方法。

　　之前，那个老爷子腿肿得像萝卜一样，找我看病。我用了四君子汤加黄芪、益母草、川芎，就这几味药，当时黄芪我用到 80 克，吃了半个月腿肿就消了。后来他说，你既然治好我的病，我也传你一招。不管是吃撑了、气着了、劳伤了，还是久坐碍胃，就摘 7 片或 11 片叶子。他跟我说得很神秘，我也没问他为什么 8 片、10 片不行。

金不换摘来揉烂，兑点红糖，热水一冲，喝下去立马缓急、行气、止痛。这体现了金不换的一个很重要的功效——行气止痛。

 便秘

前几天，有一个阿叔便秘，我告诉他吃红薯可以通便。他说，红薯吞不下去，感觉阻着气。意思就是，红薯吃着不香，不好吃。其实，红薯对肠胃蠕动是非常好的。

我说，可以让它变好吃，而且能治疗便秘，就是煮红薯绿豆汤加一二十片金不换的叶子，这是暑天的一道名菜，真是好吃。红薯一碰上金不换，它就带着芳香，一下子把咽喉、胃肠打开了。金不换集行气、消食、止痛于一体。

如果，开发这味药，从叶子里提取挥发油制成像糖果，急性胃痛、咳嗽胸痛，吃下去能迅速达到治标止痛的效果，它还没有不良反应，岭南五经富镇的居民，用它煲汤、炒菜，当作香料。

腰痛

素梅婆讲，金不换还有一个神奇的功效。被人打伤、撞伤，或者腰、腿部被压伤。这时用金不换的根煮水喝，能活血化瘀、疏通经络。它的根就是跌打药，效果不亚于三七、丹参。

我义诊的时候，碰到一个老爷子，腰痛得动都动不了，吃了很多壮腰肾的药都没效。我说，壮腰肾怎么能有效，要舒筋络，吃了补肾药没吃舒筋络的药，等于往灾区运送了物资，却没有把道路打通，瞎折腾，到灾区抢救首要任务就是开路。用金不换煮水，送服壮腰健肾丸。

他说，这药我吃了10盒都没有效。

我说，你现在吃，准有效。

第二天，他就笑容满面地跟我说，腰没事了。

用金不换根煮水送服壮腰健肾丸，治疗屈伸不利的腰痛，基本上十拿九稳。不管是寒湿、肾虚，还是经络堵塞的腰痛，都可以用金不换的根煮水。但是，肾里长结石，或者其他的类型的腰痛，金不换就没效了。

口臭

金不换辛香定痛祛寒湿，还能芳香活血化瘀，因此有一个别名叫"香草"。

它的叶子很香，有了这个以后不用香水了，将来开发成香水，也是天然香水。香能除臭，前几天有一个口臭呢逆的患者，口还有点苦，吃了清热药没效果。

岭南人湿气重，吃多清热药胃不肯动，消化道里腐臭的气体就往上面走。

我说，你吃了清热药，却没有吃除湿药。金不换1把，竹茹30克，煮水。

他说，喝了以后，就觉得口中生津，清甜清甜的，喝了3次以后口臭就没了，比口香糖还管用。

胃里的湿就像家中的停留水，不清理干净，就容易腐臭。金不换把湿气清干净，竹茹能降三焦之气，平呃逆，消口臭，口干苦也都没了。

消化不良

有一个小孩子很喜欢吃螃蟹，吃到皮肤瘙痒，一抓都是红疙瘩，现在饭都吃不下了。高蛋白、高营养的食物吃太多，身体消化不了那通通会变"毒"。就像种菜苗的时候，肥料放多了，它会死掉，这是一个撑死多过饿死的时代。

治疗这个孩子，就用金不换配合黄荆子，煮水，喝完食积消了，瘙痒也除了。

金不换可以迅速消除饱胀感，炒红薯叶的时候，加10片金不换叶子，包你吃了还想吃，没食欲的孩子都会想吃。因为，它是香草，芳香开胃化湿，闻到这个味道，都想多吃几口，除了极小部分人不喜欢这种香味。

109

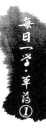

中暑

红薯绿豆金不换汤是最好的解暑汤。这个汤方在岭南小镇传承了几百年，百姓日用而不知。素梅婆比我多活了快一个甲子了，她知道红薯绿豆金不换汤，却不知道里面的道是什么。

大块头的红薯甘甜益气、生肌肉，它滋润带补；绿豆往下走，能让肝脏、心脏的热从小便排出去；金不换行气、解表、活血，能疏通红薯的滞腻之气。红薯养其真，绿豆降其浊，金不换顺其性。

如果热毒很甚，多放绿豆；如果胃口不开，多放金不换；如果肠道不通畅，多放红薯。

咳嗽

现在，好多孩子一天到晚都在咳嗽，吹空调后咳嗽，喝冷饮后咳得更厉害。

因此，要问咳嗽的患者吹风或者喝冷水，咳嗽会不会加重？如果患者说是，就用金不换捣烂，加姜末，煮水，还可以兑蜂蜜或者糖。一般，女人以血为主用红糖，色红走血分；男人以气为主用白糖，色白走气分。

小孩子咳嗽，如果不是热咳，就用这个小配方——金不换生姜茶，3 天喝下来，就不咳了。或者煮米粥快要熟的时候，放几片金不换，再调点红糖和姜丝，给孩子吃，只要是晚上咳嗽厉害的，都管用。

"热咳三焦火，夜咳肺有寒"，白天咳嗽严重，一般是抽烟或者煎炸烧烤吃多上火了，晚上咳得比较重一般是肺里有寒，胃里有冷。

老年人一般晚上咳醒的多，老寒胃啊，老慢支啊。只要清晨喝一碗姜丝金不换粥，兑点红糖，老年人晚上咳减少一半，不用那么难受。

咳嗽不外乎就是胃里有寒，或者是肺里有寒，尤其是慢性的咳嗽。金不换能祛风止咳，生姜能温中暖胃。

感冒头痛

感冒头痛不得了，浑身酸重，要用金不换配生姜、大枣。生姜、大枣是一对很厉害的黄金搭档，可以补充能量。这两味药就是能量二药，最近疲劳乏力，切几片姜加几个大枣，煮浓汤，喝下去劲就来了。

闻了金不换精神百倍，吃了大枣倍力气，生姜解决没胃口。淋雨后浑身不舒服，单用金不换也有效。

假如患者疲倦，大枣用到 20 ～ 30 枚；假如没胃口，就用生姜，再加陈皮，或者炒麦芽、山楂；假如患者一脸别人欠他钱的表情，用金不换和紫苏叶帮他复苏精神，而且额头上有悬针纹，横眉竖眼，给他吃金不换，疏肝解郁。

病不外乎就是三种，心情不好，胃口不好，还有精神不好。站在这个角度，挑出 10 味药，任何患者来都用这 10 味药，基本都有效，中医治病要有这种至简思维，最好的道理往往是最简单朴素的。中医普及学堂的真正愿望是

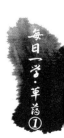

让天下没有难治的病。

 鼻炎

吹着空调、喝了冷饮，或者干活疲累过后，鼻子会堵住，很难受。在阳台上种一盆金不换，就没有这方面担忧。取 5 ～ 7 片捣出汁来，装进空的眼药水瓶中，滴到鼻子里，芳香开窍。当天晚上睡觉的时候，就不会"嘶嘶嘶"地吸鼻涕。有些鼻塞后出现头痛的症状，用了这招，头痛也好了，一通百通。

大部分的疾病都治鼻子。有人说，这个不是乱来吗？

我说，人可以三天不吃饭，但是一分钟不呼吸就受不了。呼吸的排量决定人的体能和生命质量。人的吞吐量就看鼻子，如果他总是觉得吸进来的气不够用，那他完了。

气少则病，气尽则亡，不可不思，不可不慎。因此，身体觉得疲劳不舒服，就到河边，迎着太阳深呼吸半小时。每一口气都吸到最饱满，吸到进不了气，再慢慢吐气，吐到没气可吐。尿毒症患者就需要在环境好的地方，不断地呼吸吐纳，这就是秘诀。

鼻子的学问很大，人的鼻窍开则百窍开，鼻窍闭则百脉闭。别把鼻炎看作一个小问题，鼻炎严重是大问题。

有一个上中学的孩子，记忆力减退。我看他不是肾虚，是鼻塞。我对他妈妈说，回去用金不换汁滴鼻，再煮红薯汤给他喝，喝了润肠通便，肺与大肠相表里，上面鼻窍开，下面大肠开，精神立马来。他吃完过后说，还真管用，以前上课容易打盹，现在有精神了。

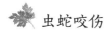

虫蛇咬伤

"身藏杠板归，吓得蛇倒退。"金不换和杠板归捣烂后，再加点半枝莲或者半边莲，敷在虫蛇咬伤的地方，有治疗的作用。

前辈倪海厦先生发现，美国的印第安人在蚊子窝里，还能笑得特别开心，认为他们一定有防蚊虫的"护身符"，特意去收集他们防蚊虫的秘方，只要涂在身上，蚊虫一闻到这个味道立马躲开。

只要把我放到当地，我也可以调配出当地的驱蚊药。我们掌握了草药歌诀："辛香定痛祛寒湿，苦寒清火消炎热，甘甜益力生肌肉，酸涩收敛涤污脓。"

像罗浮山的百草油一样，我们就可以用这些芳香的金不换，还有一些带刺的草药，一些白花臭草，捣烂，榨汁涂在身上，蚊子就不想靠近你了。这种疗法在未来会受欢迎的，印度那边做泥浴减轻病苦，我们做药浴就不得了，到时做好药汁，像刷油漆一样在身体上刷。真的很舒服，体臭都会消除，腿脚还会变轻松。

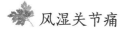

风湿关节痛

上次有个风湿关节痛的老人，腿肿着，心脏也不太好。旁边的朋友告诉我，千万不要给他开药，给他开药就麻烦了，他曾经敲诈过医生。

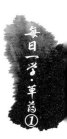

我说，你的话我听进去了，我会让他觉得不是吃药。让他早上熬粥的时候加上几片紫苏、几片金不换和姜丝，他晚上还咳，再加点胡椒。

晚上寒咳的患者，用上胡椒，基本上吃一次晚上就不咳了，夜尿也会减少。吃了椒、生姜、金不换、紫苏这些温阳的药，阴阳化气就不会一整天往厕所跑，早上一碗粥就解决了。

他喝到半个月再回来，我说，你回来找我扯皮了是吧？他说，不，我回来感谢你，吃了过后，晚上就不会痛得睡不着觉了。

芳香开窍，窍闭了，就会痛，窍开了就不痛。只要患者常生闷气，还觉得身体痛，煮一碗热腾腾的金不换粥，加紫苏、姜丝，吃下去又暖又清爽，像暖心丸一样。我体会到它能够祛风止痛，治疗风湿。

痛经、闭经

金不换的作用实在太多了，它还是妇科要药。芳香开窍，不仅可以通鼻，还能通经，治疗闭经或者痛经。要用它的根，它的根可以活血化瘀。有人说我喝了姜枣茶还是痛经。

兼具芳香行气和活血化瘀两大功效，周身之气通而不滞，周身之血活而不留瘀，气通血活，何患疾病不愈？

尿频

上次义诊，有个大叔尿频，每天晚上跑厕所都在3次以上，吃了补肾药，还是没改善。我说，膀胱要气化，每天早上煮白粥放金不换、姜丝，煮浓一点，吃下去。他吃了以后说，简直是奇迹！

我说，是金不换的奇迹，是姜丝的奇迹。

金不换是一种很能干的草药，"武艺高强"。有的时候一味草药，讲一天也分享不完，但是掌握了道理，三言两语就会用了。悟透半句多，习来千句少。

真正悟透了，见到金不换这一味带着芳香味的药，就知道"芳香"行气、祛湿、除臭、解郁、发汗、止痛、化解包块、醒脾开胃、止咳。

 ## 草药小贴士

金不换味辛性温，有发汗解表、祛风利湿、散瘀止痛的功用。能祛风止咳，兼有疏风透表作用，可治风寒感冒、头痛、胃腹胀满、消化不良、胃痛、肠炎腹泻、跌打肿痛、风湿关节痛、麻疹不透；外用治蛇伤、湿疹、皮炎等。

《常用中草药手册》(广州部队)：清热解毒，散瘀止痛。治胃及十二指肠溃疡疼痛，跌打肿痛，神经痛，牙痛，急性胃肠炎，菌痢，上呼吸道感染，咽痛。

《常用中草药彩色图谱》：健胃止痛，消肿解毒。

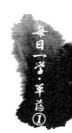

《常用中草药手册》（广州空军）：治肺结核，痈疮，脓肿，消化不良，口腔炎。

　　《文山中草药》：治胃痛，腹胀，腹泻，疟疾。

　　《常用中草药手册》（南川）：治对口疮及烫火伤。

　　(1) 治风嗽：金不换心 7 个，切碎加食盐少许泡稀粥服。

　　(2) 治解螺蚌毒：金不换叶炒螺蚌作香料，适口解毒。

　　(3) 治风寒感冒：金不换叶 15 克，葱白 3 茎，大蒜 3 只，共捣烂，拌热粥服食。

　　(4) 治跌打肿痛：金不换叶适量，捣烂，加酒适量，蒸热，内服药液少许，药渣外敷患处。

　　(5) 治蛇咬伤：金不换 20 克，寮刁竹 9 克，七星剑、半边莲各 15 克，七叶一枝花 10 克，水煎冲酒服。

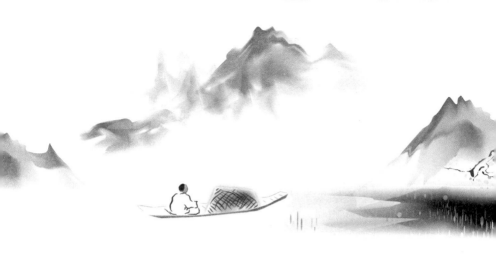

第 17 日
茶

8月14日 晴 五经富公园

保健饮品里的"大哥大"——茶，任何一味草药都没有办法跟它比肩。茶最厉害的一点就是"神农尝百草药，一日遇七十二毒，得茶而解之"。就是说茶叶解毒。

五经富是"茶叶之乡"，有一片种茶的山场，朝向东南，常年被云雾笼罩，这里种的大洋茶沐浴在云雾里，阳气又采得很足，阴阳和合百病消除。

伤食

有一次参加红白喜事吃得太多，过后一直腹胀，不想吃饭。这从中医的角度来看是"浊阴不降，清阳不升"。茶叶刚好具有同时降浊阴、升清阳的功效。

茶叶，叶能够往上走，清利头目；味道苦甘带涩，能够往下降，通利二便。

治疗伤食，要再加点山楂。单纯茶能消脂化腻，加上山楂这个功效会翻倍。山楂茶专治暴饮暴食引发的疾病，像脂肪肝、高脂血症。绿色的茶走气分，红色的山楂走血分，要清楚血管里头的油腻，还得借助山楂入血脉。

喝完以后，胃口就开了。又坚持喝了一个多月的山楂茶，配合锻炼，体重从170多斤变成150斤左右。喝了山楂茶，再加迈开腿一走，会加速脂肪的消解，因为山楂还有活血化瘀的作用。

我们这有一种"消积茶"，传承了三代人，是一个老爷子传给我的，制作工艺要花半年的时间。此茶以茶为特色，加入姜、山楂、砂仁等药材制作而成，可开胃健脾、和中下气。揭阳的很多养生馆都在卖这个茶，200元一包，茶叶本身就要几十元，再加上药物和工艺，还要再放在地里熄火半年，那个时候才可以拿出来用。

他看到我在古寺里义诊就说，要送给我几包茶。然后他说，看你义诊，我也想要做一份功德。

每日一学·草药①

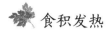 **食积发热**

有一个孩子发热十多天了，高的时候 40℃。这个孩子吃了消炎药，热退下去一阵，又热起来，反反复复。这是炉烟虽熄，灰中有火，要把"灰"清掉，也就是中医常说的，"见热莫清热，要除肚中积"。

我就给他包上 2 剂消积茶，回去喝完 1 剂，热退了，2 剂下去，胃口开了。

就像北京的一个案例，小孩子发热超过 40℃，反复发热，往来寒热，有个老先生开了小柴胡汤，一喝就好，但是回到家又发热。

那个老先生说，我辨证精准，这病不可能治不好。结果一问，这小孩子晚上不吃饭，爱喝牛奶，吃零食。是食积，肠胃消化不了身体就发热。

发热是人体的自救反应，一个人不会发热，就失去了燃烧垃圾的能力。因此，东西吃进肚子里，如果觉得手脚温暖，是好东西，如果觉得手脚都发凉，就别再吃了。

做天难做四月天，蚕要温和麦要寒；

行路望晴农望雨，采茶娘子望阴天。

这首诗说做人很难，我们用药也很难，要分清寒热阴阳，辨别表里虚实。

这个老先生让小孩晚上就喝粥配萝卜干，再喝小柴胡汤，才没有再发作。

小孩子最常见的就两个病，第一个是受风，第二个是

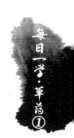

伤食。只要做出一款茶，喝了能祛风，又可以消积，就能预防、治疗很多儿科的疾病。

这个消积茶除了小孩，还适合消化不良、脂肪肝、"三高"的人群，一小泡喝下去，饥饿感很容易就出来。山楂、砂仁和生姜，有姜和砂仁暖中，喝了也不会伤胃。

如果没有这个"消积茶"，用一撮茶叶配黄荆子，黄荆子芳香祛风，茶能苦降消积，两相结合，这是真正的"黄金茶"。患者的舌根部白腻黄垢，都是肠道里头有积的表现，就适合喝这个茶。要注意，有病则病受，无病则人受。没有病的时候喝这个茶，它就要消耗元气了。

河对面河畔公园的建筑商喝的茶既浓又多，喝得中气下陷，胃下垂、脱肛。他问我该怎么办。我说，赶紧用5片红参泡水喝。5片红参就能解决了他口流清水、手脚发凉、消化不良的症状。

历史上，能被我们称为茶中仙的人物，陆羽算一个，还有一个叫卢仝。卢仝写过一首茶诗，他说，"一碗喉吻润"，就是一碗到喉咙，滋润喉部；"二碗破孤闷"，就是第二碗疏肝解郁，让人畅快，茶青取苗尖，有一股少阳之气入肝胆；"三碗搜枯肠，唯有文字五千行"，就是说读书人要喝三碗，三碗就可以化胃肠道里的积滞，降浊升清，腹中诗书才能彰显出来；"四碗发轻汗，平生不平事，尽向毛孔散"，就是四杯茶水过后，出点微汗，气也顺了，不吐不快的心烦事，就会吐得很快了；"五碗肌骨轻"，就是说筋骨都放松了；"六碗通仙灵"，就是说六碗就能喝出了心灵境界，能品出仙灵飘逸的感觉；"七碗吃不得，唯觉两腋习习清风生"，就是说喝茶不要超量，喝茶会让人感觉到两边腋下像飞鸟一样，有徐徐清风。

便秘

另外，泡茶用水同煎药，可以看看何西池的《煎药用水歌》有一句"急流性速堪通便"，假如这个人便秘，要用这个山泉水、瀑布水，专取急流泡茶喝，就能通便。

我住在山里时，旁边就有瀑布，去那里打水回来泡茶，喝了就通便。取下段平静的水就没有这个功效。我用瀑布水泡茶给别人喝，他就很奇怪，以前喝的茶水很舒适，今天喝完会憋不住尿。

但是它有一个好处，年轻人本身就是身体脂肪油，油垢油腻比较多的，偏偏要那种东西，没那种东西，你那些油腻脂肪还排得不够快。

这是水的学问，水是茶叶的母亲，讲茶要先讲水。

好多温热感冒，赶紧找腊雪水，一吃下去，就有治疗温热感冒的效果，从头凉到脚，高热都退。

还有，山里的地浆，用黄土中放置澄清的水，挑回存放好。一旦有人中毒一灌下去就好，一旦有人中暑了一灌下去就好，这叫地浆水。

山里的村民跟我讲，他们有个不成文的规定，不用黄土地里的水来打农药，那么做农药效果会大减。地浆水可以解农药毒，这个防腐剂、化肥农药横行的年代，地浆水

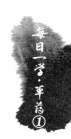

无疑是人的福音啊。

中药里单一个水学问，就可以成为世界的遗产。

喝酒过后想吐又吐不出来，用流动过程中回旋倒流的逆流水，就能催吐。

真正上品的茶都隐藏在杂草中，就像圣人一样"和其光，同其尘"。它与光尘在一起，才能发出灿烂的味道。

很多人说，喝茶没有解百毒啊。那是你喝不到在百草中长的茶。我们山里的茶，它周围长有墨旱莲、白花蛇舌草、布荆茶、苦刺心……跟这么多草药混生在一起，这也是现在为什么流行野生茶的原因。

咳嗽

我们回忆一下茶的功效有五清，味苦性寒，清心除烦，清肝解毒，清脾消食，清肾利尿，清肺祛痰。

清肺祛痰要用老茶，不用老茶还不行。

山里一个看电站的老阿叔，咳嗽好几天好不了，晚上咳得更凶，没法休息，普通的药没法止咳。

碰到了我，告诉他，这种咳嗽拿一小撮老陈茶，再用上山里的姜，切成丝，这姜不一样。叔公家里刚好有二十多年的老陈茶，和姜丝泡在一起。这茶入喉即效，覆杯而愈。折腾了那么多天，就这样好了。

如果是夜咳严重，是肺间有寒，这必须老陈茶加姜，普通的茶气容易散，不能用，陈茶能降气。

头痛

川芎茶调散治疗偏头痛的效果不得了，简化版就买一块钱的川芎来，再抓一把茶，煎汤或者泡水，一喝下去偏头痛就能有所缓解。

方剂书上把茶加进药里，是因为茶能清利头目，好多人不注重研究。

 热痢

茶的功效太多，治疗热痢的时候，用绿茶的粉末，吃1～2克下去，好得很快。注意，要用绿茶。

心力衰竭

如果治疗心力衰竭，心肌没有力量，要用茶的根，和糯米酒一起煮来喝。茶树根50～100克，越老的茶树根，效果越好。现在研究茶树根，有治疗心律不齐的效果。

其他

烧烫伤用茶叶外敷也有效果；困倦嗜睡，一杯茶可以提神；那茶树根还可以治疗肝炎。

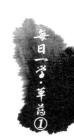

草药小贴士

茶叶苦、甘。微寒。茶子苦，寒、有毒。茶根苦，平。

用法用量：叶3～5钱。外用适量研末，加麻油调敷患处。根3～6钱。

功用：强心利尿，抗菌消炎，收敛止泻。茶叶用于肠炎，痢疾，小便不利，水肿，嗜睡症；外用治烧烫伤。茶根用于肝炎，心脏病水肿。花茶能散发积聚在人体内的冬季寒邪、促进体内阳气生发，令人神清气爽。绿茶能生津止渴，消食化痰，对口腔和轻度胃溃疡有加速愈合的作用。青茶有润肤、润喉、生津、清除体内积热，让机体适应自然环境变化的作用。红茶能生热暖腹，增强人体的抗寒能力，还可助消化，去油腻。

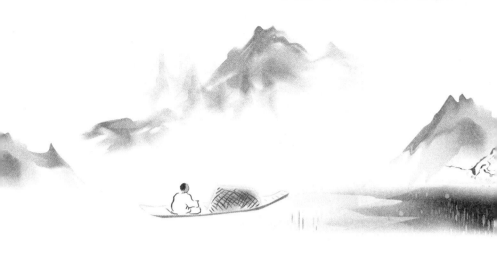

第 18 日

姜

8月15日 晴 湖心亭公园

这味药是厨房里常用的东西，人人知道，但是都不能把它用好。它的神奇作用不可思议。

🍂 风寒感冒

它厉害的时候，可以用来回阳救命，普普通通的时候，可以防感冒风寒。

李时珍讲，早晨上山采药的时候，嘴中就含上一两片这个东西，目的就是发散风寒湿，这味药叫生姜。它的味道辛温，辛香定痛祛寒湿，生姜首要的功效就是发散风寒。

只要在空调房里冻太久了，先跑厨房去拿一片生姜，丢到嘴里，嚼下去，祛风寒防感冒、鼻炎，不然冻久了鼻子会塞。

生姜，辛入肺，肺开窍于鼻，这就是为什么吃完生姜，鼻头都会微微出汗，可以体验它发汗解表的奇效。

上次有个学生跟我到龙山采药，她说，老师，我不敢蹚水，一蹚水脚就发凉，鼻子就塞，如果洗过凉水，手还会痛。

入山的时候挖了一大块姜，告诉她，洗干净过后，连皮带渣嚼吞下去。

她吞下去了后，蹚水采药、洗药回来，脚不凉，鼻子也不塞。可见生姜是人体阳气的护身符，有了它，阳气就不会被伤。

 ## 痛经

生姜还可以温中，"中"在哪里？有人说是胃，有人说是肚腹，一样的，它能让整个躯干温暖起来。

我碰到的痛经患者，只要不是癌症肿瘤这方面引起的，有一招基本上通杀，来十个好九个。以前有个痛经十多年痛到没法工作的患者，也是这招搞定。

我就用生姜、大枣加红糖，这个方法谁都知道，但是，真正的吃法很重要。一把枣，一把姜，先煮过后，加红糖进去，既甜又辣。这时，要连汤带姜枣，嚼了吞下去。只喝汤，那种辣是一过性的，如果姜枣一吞下去，那种辣是持久的，肚子里头都是辣的。如果大量地吃，可以从早辣到晚，有一个持久的作用。

她十多年的顽固痛经就这么治好了，也可以出门上班了。

这个汤，在月经来临前五天服用效果最好。如果没办法算准日子，就在当天最痛的时候喝，效果奇佳。每个月吃一两次姜枣茶，可以预防痛经、空调风寒伤身、饮食寒凉伤胃败脾胃等。这是姜温中的神奇效果。

🍁 子宫肌瘤

有一位患者检查出来子宫里有一个弹珠那么大的肌瘤。这个大小还不至于做手术，不做手术又有心理阴影。她从海南打电话来问我怎么办。我说，没见到人，只能给你开一个最安全可靠的方法，普通人吃都行。

于是，我就细问她的症状，经常胃痛，要用辛香的生姜；体力不够，还要用一些甘甜益力生肌肉，让她有力气才能排掉肌瘤，大枣可以倍力气；血脉有积块，用红糖入血。

大枣和红糖加强肌肉的力量，生姜再推一把，就可以把风寒、瘀滞推出体外，但还不够。因为这个肌瘤是一个肉瘤。

有一种东西我们之前讲到的，老母鸡炖不烂的时候，

127

加上山楂，一炖就烂。山楂能消食化积，消肉瘤。

有个肿瘤专家，治疗大部分肿瘤都会在汤里加山楂、麦芽，效果很好，可以让它不再生长。

而且山楂味是酸的，酸涩收敛涤污脓，它可以洗涤你的污脓，肌瘤就是一团污脓垢积。

这个汤煮出来一定是酸甜辣汤。她熬浓汤，喝了一个多月再去检查，子宫肌瘤没了。

我问她，为什么能坚持吃这么久？

她说，我吃了以后，觉得好像比平常要增加一倍的力量。

因此，女性如果身体有积滞，多放点山楂；没有积滞，多放点大枣；经常鼻塞，生姜放多点。

 呕吐

姜能温中止呕。人会呕吐，多是因为胃肠塞住或者狭窄，一吃姜下去，可以让胃肠管道打开来。

山村里有一个女孩子，吃了冰淇淋后呕吐，抱着肚子喊痛。我说，赶紧捣浓姜汁。大半杯姜汁一喝下去，到腹部以后，先不痛了，然后不呕了，嘴唇又恢复了血色，就是这么快速。

我体会到姜汁是急救的灵丹、救逆的奇药。

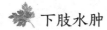 下肢水肿

很多下肢水肿的中老年人都有一个特点，小便都不多。

小便如果很通畅，下肢不会是肿胀的。

普宁下面有一个老爷子腿肿得像萝卜。他来的时候都没办法走路，利尿药、消炎药都用过。我给他开药的时候，就开普通的黄芪、益母草、川芎、四逆散，再加苍术、丹参和泽泻，另外让他取一大块生姜，拍烂一起煮。

苍术、丹参、泽泻是排脾水三药。

为什么加丹参、川芎来治水？因为丹参、川芎是活血药，血活水消。吃完第1剂药，他就感觉吃对了，尿量比平常大了一倍。但是他说，嘴都发麻，生姜太辣了。

我说，不用这么大量的生姜没有效果，泽泻和益母草都是很常用的利水药，但主要是生姜开肺，肺一开，小便就下来。宣肺利水，因为肺为水之上源。

后来，他下肢的水肿完全消掉了，他又介绍了几个水肿患者，还是用这个治疗思路。

🍁 尿频急

上回，五经富有个老爷子夜间尿频急，要上五六次厕所。杜仲、五指毛桃吃了都有点效果，但是不理想。

我说，补肾药吃了效果不理想，就给你开升阳药吧。生姜、红糖、党参、黄芪煮水，黄芪、党参加红糖三味药，能甘甜益力生肌肉。有些人小便没有力，往下滴。

排尿它要力量的，排尿有两大因素。第一，尿管通畅，没有堵塞。第二，膀胱、肾要有力量。如果没力，一个屁、一泡尿，都排不干净。

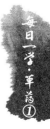

给这位老爷子用生姜、党参、黄芪、红糖。煮浓浓的汤，喝上一两碗，当天睡前排了一泡大尿过后，一觉到天亮，他说没吃过这么好的药。

我一听就乐了说，看来以后治疗这个尿频，不一定要补肾，不一定要涩精缩尿，不一定要用金樱子、芡实了，要温阳益气！

膀胱气化，水才排得干净，而生姜和黄芪，一个温阳一个补气，小便就会很通畅。那些晚上老是跑厕所的老年人，喝这个汤方下去，基本十拿九稳。

黄芪、党参各一把，生姜一大块，再调点红糖。

 ## 中暑

人中暑后，恶气上攻，要找生姜辟秽，辟除恶气。因此做鱼汤少不了用生姜，它可以去掉腥臭味。

生姜捣烂以后，加点薄荷，泡茶，喝下去就是解暑良药。吃过后，能让身体中的水气源源不断地上行，化成津液。这两味药都善于开窍，但是生姜偏于热性，加点偏凉性的薄荷调和。身体感觉不舒服的时候，要懂得用本草去疗伤，增强自己的体魄。

半夏毒

生姜它还可以解半夏毒，半夏有一个特点叫戟喉，吃了生半夏以后，喉咙就像被千刀万剐了一样。因此，我们当地又管生半夏叫哑巴草。

假如吃了生半夏，一口下去就说不出话来。这时立马煮一碗浓浓的姜汤，喝下去就解掉了，其他的东西解不了半夏的毒。

古人发现有一种鸟，它很喜欢吃生半夏，它吃就没事，但是有人吃了这种鸟，越吃越觉得不对劲，嘴巴张不开了，也不能讲话了。找来医生来，诊断为咽喉毒，又治不好。

另一位医生像侦探一样，边问边找线索。发现是中了半夏毒，煮了浓姜汤，一喝即解。因此，有一味药叫姜半夏，用生姜炮制的半夏。

如果吃了大量的凉东西，胃降不下去。这个时候我们用生姜、半夏，也可以用姜半夏。

《伤寒论》讲，"诸呕吐，谷不得下者，小半夏汤主之"。半夏"一两降逆"，30克半夏和一大块生姜煮水，喝下去，治疗常见的呕吐基本上都有效。

半夏还有一个特点，"二两能安神"，治疗顽固失眠的要用到60克。

有位失眠的女老师，我用尽方法都治不好，最后没办法只能用"毒药"了。夏枯草30克，半夏50克，生姜几大块。她喝下去，覆杯而卧。躺在床上就睡到第二天，闹钟都叫不醒，可以睡得这么沉。

为什么要加夏枯草，这个不是我创的，古籍上有。夏枯草在夏至最热的时候会枯掉，所有能量藏到根底。

而半夏呢？最热的时候它就冒芽了，它们两个就是交

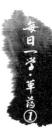

接阴阳的最好的药。阳不入阴则睡不着，它们两个就是在这个季节里头，一个就钻到地底下，一个从地底冒出来，它们顺了，叫二夏汤，半夏跟夏枯草。有句话叫六月半夏生，六月的时候半夏长势各方面就会冒出来。如果效果不大理想，还可以加一些延胡索。

我再跟大家讲一个很奇怪的案例。有个患者失眠，吃安眠药都治不好。我看到他嘴唇偏暗，一般失眠越久的人唇会越乌暗。我说，你这是气血不通导致的失眠，去买元胡止痛片吧。元胡止痛片是延胡索加白芷，通气血。

他当天按照常规的双倍剂量服用，吃下去就睡得很好。他之后又介绍给其他老师吃，结果没效。因为他嘴唇乌暗，属于气滞血瘀，导致睡下去就是睡不沉，延胡索就能够行气活血、安神止痛。

 流涎

夏天有很多人会喝凉茶过度，有一个老师喝凉茶，喝到睡觉流口水的程度，已经连流了1周。他口水是清的，没有臭味。我看他舌头都白了说，你还去喝那些凉茶？

他说，烦热得很。我说，你手脚都是凉的，这是假热。告诉他拿姜块捣烂后，加点红糖吃下去，第二天就不流口水了。

原本，胃中冷，水液不能运化，流了出来。等胃暖和起来，自然就气化了。有些人吃了凉茶伤胃过后，切几条姜丝到绿茶里头一起泡，就不一样了，它轻则可以治风寒

每日一学·草药①

感冒、咳嗽，重则可以调阴阳。茶苦降，姜辛升，它们就是升降妙对。

绿茶能够苦降浊气，清洗脏毒而生姜发散，可以升清气。有客人来了，泡50克给他喝，他会上瘾。为什么？因为吃了身体会舒服，两个一搭配，就是阴阳调和的药，而且寒温搭档，久服无恙。

 ## 咳痰

老年人晚上容易咳痰，而且颜色偏白，像这种寒痰流饮堵在肺中，晚上咳得厉害的叫"夜咳肺间寒"。

哪位草药最温肺？生姜。若要痰饮退，宜用姜辛味。不管是支气管炎还是肺气肿，只要有咳白痰，就用干姜、细辛、五味子。

上次有一个肺气肿患者，晚上咳的痰要用尿盆来装，有的时候一口就咳出来几调羹的痰水，肺部像被阴云、浓痰给蒙蔽了。

干姜、细辛、五味子加四君子和生姜、大枣。生姜、干姜联手温脾肺。干姜偏于温暖脾胃，生姜可以温肺。第一剂痰减少一半，第二剂就睡着了。从此，晚上没有再咳醒过。

这个方子里没有一味安神药，但是他的失眠就是好了。有的时候，治疗失眠不一定是要降火、安神，只要把身体的阳气升提起来，就能舒服地睡个好觉。

如果肺中有脓痰，并且晚上咳嗽得很厉害，又不想

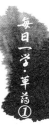

喝药，就用生姜与肉桂捣烂一起煮粥，姜桂粥。顽固的痰要治心脏，肉桂生姜一配，能暖心阳，太阳出来乌云就没有了。

生姜皮可以利尿，它可以温肾利小便。

教你们一招身轻如燕的方法。假如要去旅游，就悄悄地熬这么一碗汤喝下去，走路很清爽、很轻快、走如风，会比谁都快。用黄芪30克，配生姜15克，茯苓10克，枸杞子20克，大枣10枚，就这5味药。女生在煮的时候，可以加点红糖。

黄芪、大枣能够益力气，让你就像打足气的车轮胎。生姜温阳，枸杞子温肾，再加上茯苓利水，下半身的湿气可以通过小便排出去。走路会特别精神，没有拖泥带水的感觉，胸不自觉地就会挺起来。我又把这个汤叫勤奋汤、去懒汤，喝了让人手脚勤快、身轻如燕。

草药小贴士

生姜味辛、性微温，入脾、胃、肺经。具有解表散寒，温中止呕，温肺止咳。常用于脾胃虚寒，食欲减退，恶心呕吐，或痰饮呕吐，胃气不和的呕吐，风寒或寒痰咳嗽，感冒风寒，恶风发热，鼻塞头痛。它还能解生半夏、生南星等药物中毒，以及鱼蟹等食物中毒。

（1）大枣姜汤：大枣 10 个，生姜 5 片，红糖适量，煎汤代茶饮，每日 1 次，坚持服用。大枣性味甘温，具有补中益气、养血安神的作用，可以促进气血流通，改善手脚冰凉、痛经的症状。此外，生姜重补暖、大枣重补益，对胃病患者养胃也非常有效。

（2）红糖姜汤：生姜 5 片，红糖适量，姜片煎汤后加红糖调味，代茶饮，每日 1 次，坚持服用。红糖具有养血、活血的作用，经常喝红糖姜汤有美容的作用，生姜红糖水还适用于风寒感冒或淋雨后胃寒的辅助治疗。

（3）绿茶姜汤：取绿茶和姜丝各 5 克，用沸水冲泡 10 分钟左右即可饮用。特别适宜在盛暑时喝，有清热舒心的功效。绿茶姜汤有清热解毒、益气舒心，防中暑的作用。

（4）盐醋姜汤：盛夏不少人容易得"空调病"，肩膀和腰背会遭受风、寒、湿等病邪的侵扰，特别是老人容易复发肩周炎。遇到这种情况，可熬一些热姜汤，先在热姜汤里加少许盐和醋，然后用毛巾浸水拧干，敷于患处，反复数次，能使肌肉由张变弛、舒筋活血，大大缓解疼痛。也可用毛巾蘸熬制好的热姜汤敷于四肢酸痛处。

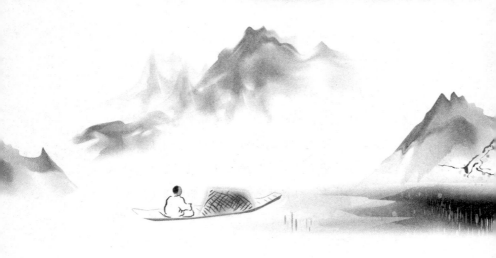

第 19 日
香　附

8 月 16 日　晴　湖心亭公园

　　这味草药有圣药之称，药中圣品，号称女科主帅，气病总司。"女科主帅"就是说，以前人治妇女病必用这味药，没有它不行，就像军队出征，没有主帅，仗没法打；"气病总司"意思是，只要生气了，用它准没错，柴胡疏肝散里也有它，专治生气。

　　这味药就叫香附。

　　在农场里，它最多了，一挖一大把，不过个头比较小，又叫香附米，比黄豆粒大一点。我们没有特别去种植它，但是它长得哪里都是。一采上来，用鼻子一闻，很香，芳香能行气，辛香定痛去寒湿。

妇人病

它的第一大功用，疏肝理气。

《病因赋》讲："女人经水不调，皆是气逆；妇人心烦潮热，多是郁生。"

妇人病里，十个有九个是气闷、气郁。

以前游医走天下的时代，只要带两味药，基本上走天下就不愁没饭吃了，昔日游医走天下这个记载于《串雅》。赵学敏在《串雅》这本书里讲到昔日游医走天下，男用黄鹤丹，女用青囊丸。《串雅》一定要买来看，为什么呢？这是一本民间偏方、经验方集大成的著作，验证了很多奇方。

男人发火，女人郁闷，这是常见的。黄鹤丹，"黄"是黄连，"鹤"是延年益寿。如果他脾气大，黄连用多一点。一般脉跳得快、口干苦，就是脾气大，用黄连以苦治苦，跟香附结合在一起就是丹栀逍遥散了。

青囊丸，"青囊"就是医生游走四方的背包，包中必放的药丸就是青囊丸，由香附和乌药组成。乌药能祛寒，香附能行郁气。所以，受寒遇冷腹中痛，气闷肋胀头中疼，青囊丸最有效。

有人说我用了，怎么没那么好的效果。那是没有活用，书里说，如果外感风寒头痛，要用清茶送服青囊丸；如果

痰浊涌动，要用姜汁送服；如果痛经、郁闷、跌打伤了，水、酒各半送服。这就是药引的厉害之处。

香附还有调经止痛的功效。妇人痛经诸病，可以用艾附暖宫丸，还有张仲景的温经汤等。艾附暖宫丸专治宫寒，子宫越寒用了它效果越好。

去年珠海有一个朋友说，她痛经痛得太厉害了，连着几天都上不了班。我说，你舌苔白，手发凉，是寒性痛经。平时不爱运动，不晒太阳，导致子宫偏冷收缩，一缩气血不通就痛。不过，就怕你痛得不够厉害，痛得越厉害，艾附暖宫丸效果越好，普通的痛经效果还没那么好。

"痛"字，病字头里面是"甬"同通道，通道不通就痛。"疼"字，造字就是病字头里面一个冬，像冬天那样寒冷。

因此，要远离三冷。一冷，从嘴巴进入身体的寒凉的水果、饮料等；二冷，从皮肤入侵身体的冷气，空调也算；三冷，冷言冷语。冷食入肚腹，用生姜、高良姜、苍术。冷风进入身体，用荆芥、防风、桂枝。冷言冷语是"心冷"，要用香附、川芎、丹参"暖心"。

人生病常是这"三冷"夹击，要么不小心天气转变，吹着凉风，要么就吃了生生冷冷的东西，要么就是看人不顺，挑别人的不是，最后导致自己的气不顺，气不顺就得百病。看别人不顺，是自己修行不够，我的办法就是柴胡疏肝散加青囊丸。

为什么我看病速度快？因为一眼瞟过去，他究竟吹了冷风，吃了生冷，还是气着了，都一目了然。看病达到了一定层次，就是看一个人的人性跟生活习性，已经不是看简单的寒热了。

她痛经这么厉害，艾附暖宫丸吃下去比止痛药还管用。注意！要用盐水送服，如果不用盐水冲服，南方人容易上火。就像吃菠萝容易上火怎么办？泡盐水。我们客家人油炸豆干很有招式，想吃又怕上火怎么办？炸完了用盐水泡来吃。

我以前读高中的时候，一个室友满面都是疮，他很喜欢吃油炸食品。床头还放着一包一包的穿心莲，吃一次油炸食品回来就吃一包穿心莲。上次同学聚会遇见他，他现在手脚冰凉、腰酸腿软。我说，你还那么疯狂吃凉药，谁扛得住啊。

偏头痛

上次有一个偏头痛的患者，痛得不得了。我开柴胡疏肝散加味，三剂药就好了。半年多的偏头痛，柴胡疏肝散加川芎、香附和陈皮。这三味气药结合在一起，川芎乃血中气药，香附乃气中血药，两个结合在一起气血并调。

一个人平时爱生气、熬夜，又不常运动，会有瘀血和气滞的情况，就用川芎、香附这个药对。现代所有人的气血都需要疏通，都适用这个药对，只是剂量大与小的问题。

王清任老前辈讲："周身之气，通而不滞，血活不流瘀，气通血活，何患不愈。"他以跌打伤科和武林高手的角度体会到，人活就要活得气血流通。

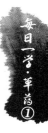

因此，我跟林姐她们讲，身体越闷越累，越要到大自然里头来干活。就算是拔拔草都好，一两天下来，气血会通畅许多。

古方里治疗头痛最快的药方就是香附配川芎，炒后磨成粉，用茶水送服，专治正偏头痛。头痛的人心情都很烦躁，香附疏肝解郁调情绪，川芎行气活血治血脉。心情好了，血脉也通了，浑身上下疼痛都能好转。

 胃痛

一个养尊处优的患者总是喊胃痛，吃凉的痛、生气了也痛、紧张了也痛、吃饱了也痛，什么原因都会让他痛。

我说，你的手皮很薄，手如绵，一生不动刀和镰。好像是富贵命，其实就是得了富贵病。手皮都这么薄，你的胃壁肯定脆弱。因为，脾胃主人体的肌肉，要多锻炼，你一用力胃部的肌肉也在用力，它也在变强壮，因此，我叫他去除草，配合良附丸合四逆散。

只要碰到患者饮食寒凉造成的胃痛，或者生气造成的胃痛，就用良附丸。在古籍上记载，如果是胃寒很严重，高良姜用20～30克；如果是生气了，香附用20～30克，加酒；如果外感风寒加紫苏；如果曾经有过跌打伤，加金不换的根。这个小药丸价值千金，学会了就能成为治胃痛高手。

这是香附行气宽中的效果。

失眠

香附另一个功效——疏肝解郁，除了可以治疗肝胆疾病，还可以治疗神经系统的疾病，我再跟大家讲一个失眠的案例。

一个阿叔从深圳回来，一回到这个小山村就睡不好了，他在深圳的时候反而没有睡眠的问题。通过问诊发现，他朋友很多，回来以后各家都去串门，坐在凳子上，光顾着聊天，两三小时动都不动。人坐着不动就是一个气滞血瘀的象。因此，养生书上讲，最忌饭后即卧，终日久坐。

我说，你失眠的原因就是气血不通，气血不通阳入不了阴，就像大门被堵住了，晚上到了家门，但就是进不去，叫阳不入阴。我给他用延胡索配香附加四逆散。

前面讲了，延胡索通过行气活血治失眠，而香附加强行气活血的作用，相互配合，效果就很好。

 越鞠丸

我们再跟大家分享一下香附常用的一个汤方，朱丹溪的越鞠丸，越鞠丸它能发越身体的各种郁闷。

我的一个学生讲，学会越鞠丸，可以打天下。他是山东人，在我这里经过两个月的训练从200多斤减到160斤。他读大三的时候家里给的钱不够用，又不想去打工。他脑子灵光，就把越鞠丸磨成粉，里面香附调气，川芎调血，神曲消食，苍术祛湿，栀子泻火。打击范围相当广，可以

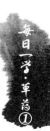

说是"万金油方"，气、血、痰、火、湿、食，六大病痛，就是这五味药管住了。

他拿这个方子做成绿豆大小的药丸，在学校、街边去卖。他还懂一点脉诊，再加上察言观色，走江湖的时候要每言必中，药就会卖得很快，赚了几千块钱，反响还很好。

在《丹溪心法》上讲它"解诸郁"，不管是风寒、生气、饮食、熬夜、久坐、上火、忧愁、思虑，导致郁闷了就用它。

他跟我讲，有一个妇人胸部胀满，越鞠丸一吃就好。有一个孩子胃口不好，越鞠丸一吃就好。还有一个月经不调痛经的女学生，用姜汁冲服越鞠丸，吃了也好了。

 ## 怒后诸症

有人生气之后，眼睛胀得像青蛙眼一样，叫风火暴眼，不知道你们有没有看过，怎么办呢？我们用香附、川芎、蒲公英熬浓汤，一喝下去，眼睛就缩回去了。

有人生气过后，耳朵嗡嗡作响怎么办？一般老人耳鸣，是肾虚，年轻人耳鸣肯定是喝了酒或者生气了，香附、川芎加菖蒲，菖蒲开九窍吃了耳聪目明。

这三味药的效果不亚于通气散。

还有人生气过后口苦，我碰到一个患者，她只要跟老公吵架嘴就口苦，不吵就好了。吵架上火就像炒菜过火，烧焦了味道是苦的，可以吵架但不要过火。过火了怎么办呢？疏肝解郁，用香附、川芎，再加点龙胆草。龙胆草乃治疗肝胆火旺导致口苦的特效药。

海南一个爱打麻将的朋友，经常熬夜，饿了就吃夜宵，早上醒来嘴里又苦又臭，两三年都好不了。我说，用龙胆泻肝汤，不方便煎就用龙胆泻肝丸，半盒吃完嘴巴就不苦。

怒气最鼎沸的时候，就用龙胆草。有些人怒到要拿棍子打人，甚至怒到极致会发狂的人。龙胆草泻肝丸赶紧吃下去，怒火就能从小便排出去。

还有气得咽喉鼓胀，吞不下东西，用香附、川芎和桔梗，桔梗能够开胸行气，开胸就可以开咽喉。香附和川芎上行头目、下行血海、旁开郁结，最擅长治疗气得胸肋痛的患者。而且胸肋痛的特效药是柴胡，柴胡加上香附和川芎不就是通气散吗？

气得胃痛的患者，要问他喜欢喝冷水，还是热水。喜欢热水，胃肯定偏凉，香附、川芎、高良姜三味药吃下去胃就不痛。喜欢冷水，胃就偏热，在香附、川芎的基础上，再配点黄连，吃下去胃就很舒服了。

还有气得腹痛，还是一样，腹部总是发冷，香附、川芎、小茴香，吃了肚子暖洋洋。

我见过有些人生气过后，腰都会痛，一生气就捂着腰。还有些人生气捂着胸口，每个人短板不一样。短板在腰，香附、川芎加腰痛的引药，以前我常用土鳖虫，又叫地鳖虫，愈伤通经，不管是内伤、外伤，都可以愈合。土鳖虫焙干过后，用酒送服，治一切急性腰痛。

我现在不用动物药了，草木类药可以用杜仲，它补肾、

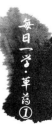

强筋骨，还能梳理腰部的问题。如果你气到膝盖痛，香附、川芎、川牛膝，牛膝走膝盖。有些人气到背痛，香附、川芎、姜黄，姜黄是背痛引药。

前几年，营盘寨有一个老人，他经常气得胁肋胀。我说，你去自己在田地里拔 20 ～ 30 克香附，捣烂了加点酒喝下去。之后，他告诉我，你这是神方啊，我先前在田地拔了都扔掉了，想不到它能治我的病。

今天这堂课把最难攻克的"气病"攻克了。气病的药对，就是香附、川芎，它们是黄金搭档，就像周星驰配吴孟达，像麦嘉配许冠杰，就是没有哪个药对能够在这个领域里赢过它俩。

 ## 抑郁症

我碰到过一个抑郁症的患者，他告诉我一吃四逆散加香附、川芎，胸中气满就好多了。香附和川芎，一个气中血药，一个血中气药，气血两道都能走。

抑郁症，疏肝解郁莫过于一味香附。

有些人说，我最近老是开心不起来。一个开心不起来的人，就两种情况。第一，太疲劳，就像轮胎没气一样，用党参加香附。第二，碰到了想不开的事情，用香附。

虎峰学校有一个老师，她也是容易气闷、气郁，家里夫妻关系不好，在学校工作也不顺利。闷久了，总觉得胸中有个疙瘩，不能化。我说，简单，玫瑰花疏通胸中气血用 20 克，再配党参 30 克，香附 30 克，用这个方子泡浓茶，一喝就好。

现在回过来复习，香附喜欢长在水分比较足的地方。它含有很多挥发油，香气很浓，不适合久煮。它辛能行能散，芳香能解郁、行气、止痛、开窍、调经、醒脾、除湿。所以李时珍对香附的赞扬不得了，把它提升到相当高的高度，"气病之总司，女科之主帅"。

只要精神会紧张，压力很大，人际关系里有矛盾，会抑郁，香附就是解压药。醋制香附就是专门的解压药，用醋制的香附。

去年有一个女领导，觉得工作压力太大。我说，四物汤加醋制香附。过后，她跟我说，这个药很管用，喝了以后，身体很少感冒，而且精神状态很好，基本上每个星期会吃一两次。四物汤调血，香附调气，妇人常用这个组合。还有一个痛经严重的患者，我也是用这个思路治好的。

 脂肪肝、肝炎

治疗脂肪肝单用清热解毒药没有用，要疏肝解郁，才能把毒热搬走。就像家里很多灰尘，怎么办呢？先洒水，灰尘就降下来了，再用拖把清理干净。因此，治疗脂肪肝、肝炎，要先用茵陈、田基黄、蒲公英、五味子，把火气收降下来。然后用香附、木香、郁金，让它们三兄弟帮肝脏"扫垃圾"。

现在研究说香附、木香、郁金这三味药能把肝脏里的"垃圾"通过胆管排到胃肠道中，随着粪便排出体外。

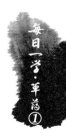

草药小贴士

香附，味辛、微苦、微甘，性平。归肝、脾、三焦经。能理气解郁，止痛调经。治肝胃不和，气郁不舒，胸腹胁肋胀痛，痰饮痞满，月经不调，崩漏带下。

《本草纲目》：香附之气平而不寒，香而能窜，其味多辛能散，微苦能降，微甘能和。生则上行胸膈，外达皮肤，熟则下走肝肾，外彻腰足。炒黑则止血，得童溲浸炒则入血分而补虚，盐水浸炒则入血分而润燥，青盐炒则补肾气，酒浸炒则行经络，醋浸炒则消积聚，姜汁炒则化痰饮。得参、术则补气，得归、地则补血，得木香则流滞和中，得檀香则理气醒脾，得沉香则升降诸气，得芎䓖、苍术则总解诸郁，得栀子、黄连则能降火热，得茯神则交济心肾，得茴香、破故纸则引气归元，得厚朴、半夏则决壅消胀，得紫苏、葱白则解散郁气，得三棱、莪术则消磨积块，得艾叶则治血气、暖子宫。乃气病之总司，女科之主帅也。飞霞子韩懋云，香附能推陈致新，故诸书皆云益气，而俗有耗气之说、宜于女人不宜于男子者非矣。盖妇人以血用事，气行则无疾；老人精枯血闭，唯气是资；小儿气日充则形乃日固，大凡病则气滞而馁，故香附于气分为主药，世所罕知。辅以参、芪，佐以甘草，治虚怯甚速也。愁游方外时，悬壶轻济，治百病黄鹤丹，治妇人青囊丸，随宜用引，辄有小效，人索不已，用者当思法外意可也。黄鹤丹，方用香附1斤，黄连0.5斤，洗晒为末，水糊丸梧子大。假如外感，葱、姜汤下，内伤米饮下，气病香汤下，血病酒下，痰病姜汤下，火病白汤下，余可类推。青囊丸，方用香附（略炒）1斤，乌药（略炮）5两3钱，为末，水醋煮面糊为丸。随证用引，如头痛茶下，痰气姜汤下，血病酒下为妙。

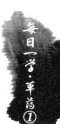

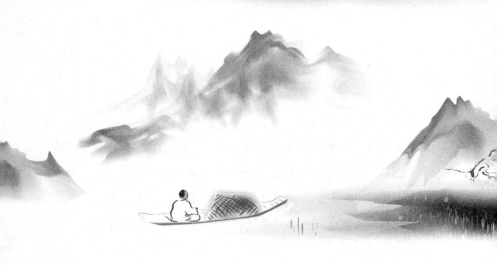

第 20 日
陈　皮

8 月 17 日　晴　湖心亭公园

先复习昨天讲的香附。

古人有一个方子，叫"良附丸"。我在读大学的时候就用过这个方子。当地有一个建筑工，不敢吃凉果，吃下去胃痛，一生气着急胃也痛。

我一听，吃凉的胃痛，而且着急胃痛，生气胃痛，就是良附丸的适应证。香附疏肝解郁，高良姜暖胃驱寒，各 20 ～ 30 克煮水。

他说，喝了胃就很舒服，连续喝了半个月以后，就算吃点凉的也没事了。

如果患者是一个爱生闷气的小气鬼，香附就重用；如果是一个嘴馋的人，爱吃冰激凌、凉果，高良姜就重用。一个代表疏肝解郁法，一个代表温胃散寒法，用这两个法，基本上通治。

再看妇人痛经，痛者不通也，用四逆散。四逆散不仅是疏肝解郁，肝经上至头脑，下达脚趾，旁布胸胁，下络阴器。下腹部的气闷，都由它管。

女孩子一生气小腹就涨，月经来临前必定会痛两三天，痛得什么事情都做不了。我说，就用四逆散加生姜、大枣、益母草、川牛膝、香附，她一喝就有劲，才吃了两个周期，就好了。

再跟大家讲风寒感冒。

不管是孩子吹风受凉感冒，还是胃肠感冒，就用一个方子，叫"香苏饮"。香附、紫苏叶、陈皮、甘草。紫苏叶配合陈皮能够解除肠道的抑郁，而香附配合陈皮能解除肝胆的抑郁，而且紫苏叶它还能解表。小孩子感冒发热初起，趁热把香苏饮喝下去，借这股热力，把鼻窍通开，风寒散掉。

还有一个老人，他只要吃了包饭或黏腻的糯米，他的肠胃就会闷两三天，都消化不了。我说，简单，香附15克，陈皮10克，泡茶。

他吃完刚刚有点闷，手边一壶泡好的茶喝下去就消掉了。因为陈皮能够健脾胃气，而香附能疏肝胆气。人会感

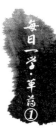

觉闷，最常见的原因不外乎就是"肝胆情绪动了"和"脾胃不消化"。

还有金昌叔讲的一例，在古药书里，有个妇人月经期间碰到凉水，突然生病快要死掉了。丈夫去采了很多香附，捣烂加酒，用布浸上搽身体，哪个部位不舒服就搽哪里，像在搓衣板上洗衣服一样，把皮肤搽得发红，气血一流通，汗流出来，把月经期间闭住的水发出来，就好了。

香附治疗跌打损伤更厉害，跟人打架、撞伤以后，胸部闷胀。用香附配合三七，如果觉得三七贵，可以换成丹参。这是大江村的一个村民的药方。我帮他治好病以后，他跟我讲香附配合丹参磨成粉，只要撞伤跌伤，吃下去，就好得很快。如果再兑点酒，局部有瘀青、瘀斑的就好得更快。

老年人膝盖痛，补腰肾只能治好一半。因为，我发现基本上所有膝盖痛的老年人都有一个特点，什么特点？就是忧伤，情绪越忧伤，风湿关节炎就越严重。就是说，抱怨子女对我不好，这个孙子又不听话，一肚子的怨气苦水，最后膝盖酸软没力、疼痛。

也有报道说，80%以上的风湿性关节炎患者都跟忧伤分不开关系，因此我治疗的方法是先解郁，再补腰肾。四逆散加香附和腰三药（杜仲、枸杞子、黄芪）基本上通治一切膝关节酸软无力，膝关节会越来越有力，每天闭着的心也会放开，心一开，就像开放的花朵一样，气血也能流到手脚。

有的人手术做了，连膝关节也换了，还是没力。我们说乐得手舞足蹈，如果不开心，手脚就没有力，不要老以为党参、黄芪补力气，不要老以为甘甜益力生肌肉。有的时候用香附，加点辛香定痛祛寒湿的药，寒湿没了，气血流通起来，会更有力量。

　　辛味药配甘味药，叫辛甘发散为阳。一个人晚上梦到鬼怪，浑身没力，就用桂枝配红参，吃下去，你都想上山打虎。桂枝辛香定痛祛寒湿，红参就是甘甜益力生肌肉，桂枝打先锋，红参来补给。如果容易闷，再加香附，这就是治疗郁闷者的绝配。

　　香附神通广大，它有一个香字。特别芳香的药物，功用都不简单。今天要给大家介绍一位香类药，它堪称行气药之首，为什么呢？因为它平和。

　　它年纪很小的时候叫青皮，年纪大了就叫陈皮。普通的脾胃气滞，用陈皮；严重的肝郁气滞，要用青皮。一个行气，一个破气。

　　我们讲行气药的时候，首先要提到，"百病皆生于气"，"气血冲和，百病不生，一有怫郁，诸病生焉"。一旦有怫逆顶撞较量，各类病就起来了。

 关节痛

　　民间常说韭菜、香菇是发物，要少吃。其实最大的发物就是生气，它可以发一切恶疾。上次一个风湿关节痛的患者，手指头都不能弯曲，痛得不得了。我这次给他开四

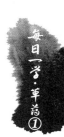

逆散加陈皮、麦芽，很普通的药，但是他说这个风湿药管用。我说，这个不叫风湿药，你中了心狠手辣病，这个叫心慈手软药。

因为心理的恨和怒，气脉会嚣张，横冲直撞，手指才会僵硬，吃了这些行气药，他就会舒坦条达。

眼干涩

陈皮排在行气药首位。

生气过后，胃口会不好，叫肝气犯胃，又叫木克土。有些人生完气后肩膀痛、腰痛，用四逆散加陈皮、麦芽，或者重用陈皮 20 ～ 30 克泡水，吃下去也好。

上次有个眼干涩很厉害的患者，开枸杞子、菊泡明目茶。她说，还是很干涩。我说，奇怪，那就用四逆散加陈皮、麦芽，吃下去就不干涩了。解除她的肝郁气滞，立马口不苦、咽不干、眼不涩了。

压气饭

我们治疗了一例吃了压气饭的患者。她刚完吵架，还在气头上，就去吃饭。吃完饭胸肋好像被东西堵住一样，吐不出，拉不下，饭还吃不进去，到医院检查什么病也没有。我说，四逆散加丹参、三七、陈皮、麦芽。

丹参、三七是活血行气最好的对药，陈皮、麦芽是疏肝健脾最好的对药。吃完一剂放了很多屁，胃口就开了，两三剂后恢复正常。

我们有句医谚，木克土胃发堵，饮食不化变毒物，再好营养也胀肚。木就是肝木，情绪一动摇，脾胃就翻江倒海。我们用心肠好或者心肠坏形容一个人，是因为激动的情绪会引起消化不良。

河婆一个政府工作人员，长期消化不良，肚子胀，不管吃哪种助消化的药，都只管一时。我说你叫情绪胃，就是木克土，喝水都有毒。牛饮水成乳，蛇饮水成毒。用嗔恨心去喝水，跟慈祥的心去喝是不一样的。带情绪吃饭准生病，叫中了情绪毒。

每年听到被砒霜、断肠草毒死的人，屈指可数。但是因为生气而死的人，一大批。在这方面，气是下山猛虎。

酒色财气四堵墙，人人都在里边藏；

若人能够跳出去，不是神仙也寿长。

酒引起的肝胆堵塞，陈皮加枳实可以化解。沉迷于这个五颜六色的世界里，用陈皮加疏肝解郁的药，让你没那么郁闷，不用沉迷于各种五颜六色的东西。

财叫财迷心窍，利令智昏，其实就是痰浊蒙蔽。我们邓老治疗贪心病，用温胆汤。温胆汤有陈皮、半夏、茯苓、甘草、枳实、竹茹。如果嘴唇乌暗，加丹参、三七，叫活血温胆汤。因为治痰先治血，血活痰自灭，活血温胆汤。如果是老年人，气力不够，痰吐不出来，黄芪、党参加温胆汤，叫益气温胆汤。

痰浊排干净，人会大度多了。

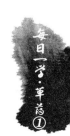

胸闷

气病就更多了，有一个四川的朋友，他的妈妈一生气能卧床两三天起不来，他自学中医，不知道怎么下手，后来问到我一个师弟。师弟说，我也刚学上《伤寒论》，要不给你试一试。

当时刚好讲到这个胸痹，短气，橘枳姜汤主之。橘皮、枳实、生姜三味药。枳实堪称破胸锤，把痰气往下破。现代研究发现陈皮能洗涤心脑血管里的油腻。它不单对消化系统很好，对心脑血管和呼吸系统都很好，消融痰浊。配合生姜能够降腻，能够让心脏暖洋洋，心脏暖了，痰浊被洗掉了，然后枳实把它破下来。

就三味药吃下去，她以前时不时就会发作的胸闷没有了。橘皮、生姜、枳实三味药这么简单而已。她还笑话她的孩子说，你看，人家比你学得都好，我已经让你试验了这么多次都没好。我这个师弟也很高兴，觉得《伤寒论》实在是太好了。一出手就尝到甜头，后来他学《伤寒论》比谁都用功。

酒色财气这四种病，如果都会治，就可以走天下了。

我们刚才讲到陈皮是行气药，它芳香能醒脾。生气后不爱吃饭，生气过后胁肋胀满，都能治。

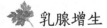 **乳腺增生**

轻用陈皮，健脾和胃；重用陈皮，疏肝理气。

有一位吴老先生，他用陈皮80克治疗乳腺增生。重用50～80克，再加王不留行、丝瓜络、夏枯草各30克，随症加减就这四味药，治疗各类乳腺增生，效果超级好。

吴老先生认为乳腺增生不过就是气血堵塞，跟痰浊粘连，既能行气又能化痰的药就是陈皮了，香附只能行气，还得配化痰药，而重用陈皮行气、化痰一起用。

夏枯草破结，王不留行通畅经络，丝瓜络可以清络脉里面的痰浊。除了治乳腺增生、脂肪瘤、周身包块、身体痰浊，都可以当作乳腺增生来治。顽固的乳腺增生，一定要用白芥子，祛皮里膜外的痰浊。

脂肪肝

日本那些长寿老人都喜欢吃一种小菜，这些长寿老人发现，常吃蔬菜的苗尖、根部，对身体很好。

豆芽苗尖、萝卜还有橘皮一起腌制，橘皮萝卜干，说不定又是新时代的"老干妈"。萝卜可以下气，陈皮可以醒脾疏肝，一边把肝舒展开来，一边把脏东西往下排。气不逆了，消化也好了，这两个是治疗脂肪肝很好的药。

当时我去拜访一个擅长治脂肪肝的老爷子。我发现这老爷子拼命去采购别人不要的萝卜苗，好便宜，人家都送给他。萝卜苗被他拿回去加陈皮炮制，再经过晒蒸，变成"陈皮莱菔缨茶"，能卖几百块钱。

萝卜的种子叫莱菔子，萝卜的苗叫莱菔缨，嫩的萝卜

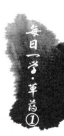

155

苗一吃就很解气。一个人总拍桌子发脾气，就吃萝卜苗。没有一种蔬菜，行气、降气、解除肝胆气滞的作用，能跟萝卜苗比，它还带有降血脂、降血糖、降血尿酸的作用。

补益药上火

古代人家都不敢轻易吃萝卜，因为他们说萝卜解补药之毒。假如吃了荔枝上火，赶紧吃萝卜，或者喝陈皮萝卜茶。吃了人参眼涨红，萝卜陈皮茶吃下去解了。吃黄芪、党参上火，陈皮、莱菔子一吃下去，火就消了。

上次有个阿姨短气，胸闷，胃下垂，脱肛，脉象又沉，一定是中气不足，得用补中益气汤。但是她说，不行，一吃党参、黄芪就上火。我说，好陈皮、莱菔子都用上，看你还有没有火。她吃下去中气足了，也不上火，蹬蹬蹬地爬楼梯。

因此，要让补药不上火，老先生和我们讲要么加行气醒脾的药，或者活血化瘀的药。想吃黄芪不上火，要么加陈皮，要么加鸡血藤，补而不滞，就不上火了。

滋补药碍胃

有些人吃了滋腻的熟地黄，一吃就没胃口，因此脾胃不好的人吃补药，一定要加陈皮。

有个茶叶店老板腰酸，自己吃了几盒六味地黄丸，反倒把胃口吃没了。我说，换一种吃法，用陈皮、砂仁、苍术。陈皮能醒脾，砂仁芳香健脾，苍术药性很雄烈的，能够振脾燥湿，一起泡成浓茶送服六味地黄丸。用的字眼不一样，它们力量也不一样。

泡茶吃下去腰酸好了，胃口也开了。有些人吃药总会有一些不舒服，需要用这些药去化解。

 ## 感冒

生气后也会感冒，这点很多人想不到。生气后容易胸闷，胸闷就会阻碍肺主皮毛的功能，那些虚邪贼风有了可乘之机，乘虚而入。这种生气过后的感冒，吃感冒药不管用，我们跟他讲用陈皮、神曲、炒麦芽泡茶，送服感冒药就管用，就是把消积、祛风解表和健脾联用。

这是我在湖北游学的时候碰到的一位草医郎中教我的，他最善治感冒。有人认为治感冒没什么了不起，他说把小病治好就是了不起。在他那里求治感冒的人都排着队，街坊邻居打一个喷嚏都来找他。他说我的药里有三味药必须用，陈皮、神曲和麦芽。

我问，你怎么用助消化的药？这是什么道理？他讲了两句话，一句话是，这个时代你要找出没食积的人来还真难。第二句话，人在感冒过程中有一个表现——胃口不好，消化酶严重下降。而陈皮、麦芽、神曲这三味药有一个神奇的功效，让消化酶增多。

因此，他的解表药加上消积药，效果特别好，比普通开桂枝汤、麻黄汤都要好。

我懂得这个医理过后，遇见一个感冒后期老是鼻塞流

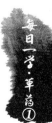

涕的患者，我用了四逆散加二陈汤，再加焦三仙（山楂、神曲、麦芽），吃下去胃口一好，鼻涕就没有。因此，善治病者要治其胃。

 哮喘

有些人痰很多，生气后甚至会引起哮喘，一气就喘，叫木火刑金。肝木化火克金。这种木火刑金，要先把气顺了，顺气第一品，陈皮也。

大部分的药是越新鲜越好，唯独有六味药越陈越好。

六陈歌

枳壳陈皮半夏齐，麻黄狼毒及吴萸。

六般之药宜陈久，入药方知奏效奇。

我记得有个老药坊的陈皮就放在制药的天顶上，炒制各种药的时候，各种药气熏蒸上去，熏得陈皮变得黑油黑油的，这叫百药陈皮。周围的人痰多、气滞、消化不好、头晕头痛都去那里讨陈皮，吃了就好。

而且，上等的新会陈皮，真的赛黄金，人参都休想跟它比。

珍仔围就有一个哮喘的患者，那是我前两年治的，他生气过后就咳喘痰多，知道用什么方吗？这个汤方普通人都不会用，因为我把疏肝理气、化痰健脾放在一起，就是柴芍六君子。柴胡、白芍配合六君子再加姜辛味（干姜、细辛、五味子），六君子里头有陈皮。

他吃完后，痰喘居然断根了，到现在也没有发作。他说，药太好喝了，喝了过后啊，那些痰一溜烟就全下去了。

我平时治疗老年人哮喘，夜咳痰多，痰偏白，就六君子加姜辛味。六君子强脾胃治其本，姜辛味温化痰饮治其标，标本并治，其效必快。如果是生气引发的，加柴胡、白芍，如果不是就不用加。这是生气过后引起痰多痰喘的。

 喑哑

你们有没有遇到由生气引起的讲不出话，气得七窍冒烟，发不出声？用陈皮、桔梗再加诃子，这三味药通窍开音，泡茶喝下去，声音就回来了，这是经典的三药配伍。

头面痛

有些人生气以后会偏头痛，甚至三叉神经痛，我们用选奇汤加陈皮。选奇汤四味药：羌活、防风、黄芩、甘草。李东垣的选奇汤，对于各类三叉神经痛、偏头痛、气头痛都很好用。

牙痛

有人生气以后会牙痛，牙龈会鼓包，这个时候用大黄甘草汤，大黄甘草汤可以去火，再加薄荷、陈皮把气解了。四味药丢到一升的不锈钢杯子里，热水倒下去盖上盖，泡15分钟就可以喝了。

生气牙痛叫"气牙痛"，这四味药基本上都可以消解。因为牙龈肿就是阳明胃火上攻，大黄、甘草可以清。它鼓

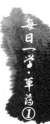

成一个包，肯定有肝郁气滞，陈皮、薄荷可以散。

别小看这四味药，它就含有两个理法，疏肝跟降火。

目痛

有些人肝郁生气以后眼珠会痛得不得了，夏枯草加陈皮就是它的克星。

普通的眼珠红肿，用桑叶外洗或者内服就好了，但如果痛就必须用夏枯草。因为，夏枯草是消瘰结药，夏枯草能让身体里的瘰疬、痰核枯掉。

耳鸣

还有些人气得耳朵嗡嗡响，我们就用通气散，香附、川芎、柴胡，再加点陈皮下去效果更好。它叫散，就是要磨成粉用热水冲着喝，煮汤反倒效果没有那么好。药粉打得越细越好，放在罐子里头，只要有人生气了不管头痛、耳鸣还是眼珠胀，挖两三个调羹吃下去，气解病就消了。

别人治病专盯着病来治，我就专盯住气来治，气顺则百病消。

呕吐

还有人生气过后会呕吐，吃不下东西。用藿香正气散，它里面就有陈皮，就藿香还有生姜呕吐或者打呃的，藿香正气散喝下去就消解了。

腹泻

有一个在市里做计划生育的朋友，她生气过后就拉肚子，一气就拉，很准。这是肝木克脾土，用什么汤方专治生气拉肚子？有四味药四平八稳，屡用屡效。白术、白芍、防风、陈皮，这叫痛泻要方。

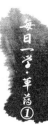 ## 关节痛

还有生气过后周身关节都会疼痛，肺主治节，全身关节痛。有些人自认为是风湿。我说，你这是假风湿，其实就是肚量太小，总爱生气。

有"三气"可以毁掉人生，小气、怒气跟傲气。这三种"气"会把一个人的人生毁得千疮百孔，满目疮痍，不堪入目。

而陈皮就能治小气跟怒气。傲气就要用沉香跟降香，把气扯下来。

在珍仔围那边义诊的时候，最多的就是这类患者。有个老阿婆说自己关节很痛。那我用四逆散加陈皮、麦芽和胸三药。哪有一味药治风湿的，这么普通的药吃了以后老阿婆就觉得好舒服。

用患者的疗效打脸那些爱评论的人，很普通的药吃了很舒服，因为它是顺气药。

药可以分个几百种、几十类，解表药、补益药、消食药、泻火药、理气药……要先从理气药入手，把每一味理气

每日一学·草药①

药都研究得淋漓尽致，通通透透，你的境界就提高了。

丰顺有个大夫，五经富很多人去找他看病。把他的方子拿回来，我一看，高手，都是陈皮、甘草。因为他看到了这个时代的时代病，就是饮食问题。

饱食则神虚，有些人一吃饱饭就没精神，必须睡觉，或者躺着。

养鸡的都知道，如果鸡喂得太饱，一个瘟疫过来，肯定得死掉。一个大病流行，肯定是家里最被溺爱，什么都给他吃的孩子先中招。半饥半饿的还活蹦乱跳，什么事都没有。

因此，适当的饥饿感可以防病。

我一般不建议，平时干活或者读书之前吃零食。除非饿得手脚发慌，只要不饿得手脚发慌，不要轻易吃东西，留到正餐来吃，一日三餐，一生平安。

要斩恶习，恶习不斩空治病。

 草药小贴士

陈皮味辛、苦，性温，入肺、脾、胃、肝经，能理气健脾，燥湿化痰。用于胸脘胀满，食少吐泻，咳嗽痰多。治胸腹胀满，不思饮食，呕吐哕逆，咳嗽痰多。亦解鱼、蟹毒。

(1) 鲜梨陈皮汤：鲜梨 1 个，陈皮 3 克，冰糖少

每日一学·草药①

许；加水适量，煮至梨熟为度。具有滋阴润肺、化痰止咳的作用。

(2)陈皮山药：山药去皮切成小条，水开后放入焯一分半钟，过凉水后表盘；九制陈皮剁碎，用蜂蜜调和浇在山药上。具有理气调中、健胃消食的作用。

(3)陈皮山楂茶：把洗净的陈皮切丝，加入山楂、大枣放进壶里，用开水冲泡10分钟即可饮用。消食、理气、降脂，特别是对于食用肉食类食物不消化者服用陈皮山楂茶效果很好。

(4)秋季润肺汤：川贝母5克，梨1个，橘络2克。将川贝母在水中浸泡1小时；锅中放入500毫升水，凉水放入泡好的川贝母；开锅改成小火煮1小时；将梨切成小块，将梨和橘络放入锅中煮制2分钟即可。梨当顿吃完，水喝一半，一天内不断往里兑水饮用，一直到晚上能把川贝母咀嚼吃掉就把川贝母吃掉。橘络能通肺络，对于肺有火、咳嗽、吐痰的人有很好的作用；川贝母可以起到润肺止咳的作用；梨有润肺、清肺、止咳、化痰的作用。注意，扁桃体发炎、化脓的人不适合食用。

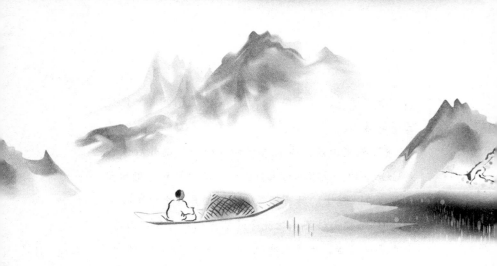

第 21 日
地斩头

8 月 18 日　晴　湖心亭公园

好，准备好没有，昨天我们讲每日一学草药讲了哪味药？陈皮，陈皮够精彩吗？精彩。

我觉得昨天都不精彩，精彩永远属于今天，辉煌永远都在明天。

我们今天复习一下陈皮。

陈皮它有一个美称，什么美称？它叫天下第一什么药？天下第一和药，它是行气药排第一品，但是它是第一和药。

和药什么意思？和其不和也。和其正，陈皮也。

陈皮就这么调和，攻药中放它可以加强疏通的作用；补药中放它可以使补药免除黏腻之苦；寒药中放它，可以不伤胃；热药放它，可以使行气力量加强，提升药效。因此我可以专用陈皮，无论碰到什么问题，我用陈皮都可以通过加减变化，用这味药解答。

陈皮既能解表又能畅气积。一个人最近工作生活压力大，免疫力下降，导致感冒，可以用紫苏叶陈皮，加点香附、甘草煮水，喝下去就好了。如果怕冷加生姜，不怕冷可以不加。

所以风寒感冒、风湿感冒，紫苏叶、陈皮，单两味药煮水都管用。

很多鼻塞的人、鼻孔小的人肺活量小，所以我们用辛夷花为他打开鼻窍要加点陈皮，让他胸中更大气。辛夷花15克，陈皮10克煎水过后加一点点姜丝下去，喝下去鼻子就通开了。这叫陈皮辛夷花茶。

有一个朋友他说老容易鼻塞，像快要感冒了。他说他这种感觉一出来，3天内必感冒。

我让他将橘皮加姜煮水吃了，吃了当天晚上鼻塞就消失；第二天跟我说觉得好舒服啊，没有感冒，让他躲过去了。

疾病发生之前就下药，可以让鼻通气畅。

我们昨天还讲到了耳朵。一生气耳朵就嗡嗡作响，很多人都有这个表现，并且服了六味地黄丸没效果。

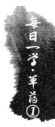

珍仔围那边有个老爷子一生气耳朵嗡嗡作响，他说吃了六味地黄丸、杞菊地黄丸没效。我说你这么着急肯定没效果，这是气急而鸣，就像我们吹箫一样。气通过狭窄的管道，受凉或者生气都可能引起耳鸣。

这时我们用香附、柴胡、川芎、陈皮打成粉，四平八稳，通治一切生气引起的各种怪症。因为气脉通畅，没有那种堵堵塞塞，就不会嗡嗡作响。

目珠痛陈皮、夏枯草主之。

我们客家话目珠就是眼珠，目珠痛，痛得好像要爆开了。夏枯草专门散各种痛结，加陈皮行气。

一个目珠痛得特别厉害的病人来找我。我开夏枯草、桑叶、菊花、陈皮。夏枯草、桑叶、菊花三味药吃下去，眼珠红肿热痛通通会消下来，消下来的肿痛，陈皮就是扫把，把它扫走。所以陈皮是行气药，在身体里相当于是毛刷扫把，会把炎症热气、风寒，慢慢扫出体外。

口中臭浊，你首先要找什么？你要找"香"药，陈皮芳香能辟浊，能除臭。

你泡一壶浓浓的陈皮汤加点紫苏叶、藿香，如果口臭带呕吐的呃逆，要加藿香；如果口臭那个舌头，一层厚厚的白苔，必加佩兰，藿香、佩兰、陈皮专门把你舌苔扫得干干净净的。

有一个在外面专门做批发生意的人，他在城市里只住了几个月，回来舌苔就很白很厚。他的舌苔厚到用牙刷都刷不掉，要用刀刮，很厚很板结。他来找我看病前已经用刀片把舌头上的垢腻刮下来了，而且吃东西都没味道。他每次回来都要来找我开药。我告诉他以后不用找我，直接找这副茶就行。

另外我嘱咐他不要熬夜，晚上不要吃肉就没事，然后再配合陈皮、藿香、佩兰，泡浓茶各 10 ～ 15 克，吃下去。以后过年回来的时候，果然腻苔消掉了。

另外，他的肠道里堵塞了，吃的食物不吸收，舌是肠胃的镜子，看他舌苔白腻，所以陈皮、藿香、佩兰，你就放吧。

既然讲到了口，再讲牙齿。

有些人吃了酸橘子后牙齿发酸。橘子皮可以解，橘子皮熬浓水，喝下去，牙齿就变硬了。

我从这里受到启发。有些老年人牙齿酸软无力，我们用骨碎补加陈皮煮水，能令牙齿牢固。你们以后做牙科医生有福了，还有这一招。

你们有没有发现有些孩子晚上会磨牙？磨牙有好几种情况，肚子有虫、压力紧张、因为各种原因被吓到或平时容易恨人，恨得咬牙切齿的人。这时不论是压力紧张还是恨之入骨，有两招。

一招是熬浓浓的陈皮水，睡前喝一碗或半碗，喝下去那些压力就被行气药放掉了。压力大的我们必用行气药，而行气药首选陈皮，如果用元胡、川楝子两种药物有些太破了，也就是有些人受不了，但是陈皮绝对受得了，因为很难找到一个陈皮这味行气药都受不了的人。

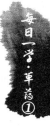

平和将军，我们昨天讲的，它叫天下第一和药。中国人必须知道甘草，而广东人必须知道陈皮，因为陈皮乃广东十大名药。大家要用陈皮，就会想到广东的陈皮是最好的，这是我们广东人的骄傲，中医药强省从陈皮打出去。

讲完头部的疾病，接下来讲咽喉。

陈皮桔梗茶，加点甘草治疗慢性咽炎有特效。生甘草偏于解毒，炙甘草偏于温补。

北山中学有几个老师患有咽喉炎。我建议他们，用桔梗、甘草和陈皮煮茶，有蜂蜜可以兑点蜂蜜，喝了润肠通便，从咽喉一直润到肛门。我第二次回去时他们反映咽炎好多了。

陈皮治咳嗽。

咳嗽你首先要分，冷咳还是热咳。一般白天咳得很猛的，很急的是热咳，用陈皮加绿茶，喝下去咳嗽就会好。上次在山里有个学生，咳了好几天咳不好。刚好我们的病人拿来一些橘子，我们把吃完的橘皮放到灶台里，陈皮都被熏黑了，不怕，就放在灶台周围，陈皮一般留上一两年效果更好。

陈皮中那些刺激的味道会散掉，剩下的就是芳香、平和之气。有些人吃陈皮觉得很呛不舒服，因为他们拿的是新的陈皮。那个学生平时很少喝茶，加了陈皮的茶一喝下去咳嗽就好。

还有冷咳，晚上咳得很厉害的，有一个学生经常手脚冰凉，山里的村民把他家 20 年的老陈茶贡献出来，加陈皮再加姜。我在茶中加姜丝，因为他肠胃有点冷，必须加姜，晚上咳得厉害就需要加糖，女人用红糖，男人用白糖，喝下去咳嗽就好了。

慢性支气管炎、老年慢性支气管严的病人都会咳痰，感觉气不顺，胸肋闷。用陈皮 10 克泡茶，什么都不用加，吃了就能减轻，气顺一身之病即消。

陈皮能顺哪个脏腑的气？首先顺脾胃，其次顺肺，再顺大肠，所以治疗老年慢性支气管炎用 10 克泡茶是顺全身之气。

陈皮治胃的疾病。

有人消化不良，吃东西过后老觉得肚子胀胀的。陈皮就是它的克星。

买九制陈皮，或者用陈皮泡酒。陈皮 30 ～ 50 克泡入酒中，两三个星期后再喝，可以助消化。陈皮酒可是经典的酒，放了陈皮的酒是带有芳香味的。如果不爱喝酒，可以用陈皮加鸡屎藤，肚子冷的加姜；肚子热的加绿茶。

陈皮鸡屎藤消积，积化就热去。

有一个阿叔，他的小孙子特别容易发烧而且厌食，于是我给他开陈皮、鸡屎藤煮水，没加其他药。喝完药 3 天以后，那位阿叔很高兴地跑来告诉我他孙子已经不再发热，也有胃口了。我给他最平和的消积方法，因为无积不生热，就像没有炸药导火线引不爆。

另外，有些人容易呕吐，吃点凉冷的东西就吐，用陈

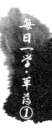

皮加姜；吃热的东西就吐，用陈皮、竹茹、砂仁、苏梗，十拿九稳。

我们遇到怀孕呕吐的病人，还要分冷吐还是热吐。如果病人的尿比较黄，用芦根、陈皮；尿比较淡白的，用苏梗、陈皮，因为苏梗乃安胎降逆圣药。

紫苏叶可以解鱼蟹毒，陈皮也可以解。例如在外面开大餐过后，你在城市里未必能立刻找到紫苏叶，但是你可以带包陈皮去嚼，嚼了就会解掉。餐馆里放点陈皮，人家会回味或者泡陈皮茶。上能开心悦志，下能开胃消食，在饭店给客人提供这个茶，客人自然就会点很多菜。

讲完胸胃，再讲妇科。

乳腺炎、乳腺增生用陈皮甘草汤，但是剂量很重要。陈皮用 5 ～ 10 克，只能疏理脾胃气，用 20 ～ 30 克才可以疏肝胆气，用量不足，效果不佳。

只用陈皮就管用，如果是很胀的时候，可以加橘子叶。陈皮 30 克，橘子叶 5 ～ 10 克，生甘草 5 克泡茶，乳腺炎会慢慢好。

用陈皮橘子叶甘草泡茶。对，泡茶，因为它泡茶可以长期喝，每天喝 1 ～ 2 碗都可以，喝下去可以开胃，心情就好，所以一味药同时具有开胃、开心的作用，很难找。

如果它再具有开汗孔解表，那就不得了，我们治病就"三开"，开汗孔，少感冒；开心情，少郁闷；开胃口，消化好。

如果掌握这"三开"，即使用最普通的药，吃完也会觉得舒服，很多慢病，不要急着一两次把它治好。我们每次传授点中医常识给他，然后再用些平常的药，慢慢把身体调理好。

陈皮泡小柴胡汤解酒第一品。

有一些人在外面酒席过后，容易有酒毒在身，酒臭啊，或者脂肪肝啊，怎么样解酒？如果你有地浆水这些东西可以不用，但是没有地浆水的前提下，买一包小柴胡加点陈皮一起泡，小柴胡汤化湿力量没那么好，但是可以行气理肝胆；陈皮能化湿。这样多余的脂肪不在肝胆囤积，这个方法可以让你的肝多用 10 年。如果没有小柴胡就用陈皮10 克，切几片姜，加点盐熬水，喝下去，提高胃肠消化动力，酒劲就会解掉。

便秘是肠道没动力，用麻子仁丸还不够通畅，要加陈皮，因为一个润一个推，好像你的车不太好的时候，你得要用三招：第一招，把那个车轮的气打满，就像马儿它要去吃草才能跑；第二招，你的车转轴要点油，点油它才会顺滑，所以麻子仁、蜂蜜有点油的作用，黄芪、党参是打气的作用。那第三招呢？还要后面有人推，陈皮行气具有推的力量。

所以告诉大家黄芪、陈皮、麻子仁煮汤水之后兑点蜂蜜，基本通治老年人所有便秘。不管寒秘，热秘，如果是寒秘比较厉害，切点姜下去，它可以运动肠胃，所以这是治疗便秘的奇招。

陈皮除行气外还能化痰湿。健胃化痰，痰湿虽然在身

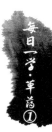

体存于肺，但是它生于脾胃。所以陈皮治痰湿是治本，标本兼治。

如果血压比较高的病人，痰很多，泡陈皮加什么？加一味药——玉米须。你可以捡回市场上人家丢掉的玉米须，煮一大锅水过后，再放几片陈皮，吃下去，天气越热效果越好，化痰降压。

我们把血管比作一个水管，你把它一捏，水就冲得很远。人体久坐，或不爱运动或伏案工作久，血管就像被捏住一样，解决办法很简单，站起来，多站少坐，血压就平和了。如果你确实没那么多时间多徒步，用陈皮来泡茶，顺气降压法。如果尿又黄赤，加点冬瓜皮下去。家里吃冬瓜的时候冬瓜皮可别丢掉，好东西，冬瓜皮削下来、阴干过后，加上陈皮泡茶就是绝品的降压汤。如果你再加鬼针草跟山楂那就不得了了。那这个降压茶就很完美，基本上各类压力，我们都可以帮他理顺。

晕车的病人用新鲜的橘子皮，把它剥下来后捏碎了。让它芳香气冲到鼻子上去，所以有些人晕车就带橘子皮，放在袋子里，上车前把它挤到鼻子里去，边坐车边挤，就会好很多。但是这只能治标让你减轻晕车的症状，你体质如果太差，治本还要健脾胃、多运动锻炼。

夏天很多人会出现脚肿的情况，煮冬瓜汤加陈皮跟生姜，肿胀会减轻。一次一个脚肿胀的病人，我们给他开了消肿三药过后，让他用冬瓜、赤豆煮汤后加点陈皮下去，他后来反馈脚肿消退了。我们经常跟患者比喻压力大的人一般身体都比较差，如果不差是因为他身体素质好，但是他的身体状态在走下坡路。

北方很多人在冬天会长冻疮，陈皮炒干后打成粉，也叫冻疮粉，敷到周围即可。古人用一味香附散治疗疮，为什么叫一味香附散？因为它里面只有一味药，即香附。身体爱长疮的病人，吃这个药后疮痕体质就会改善。你把疮看成一个疮，我把疮看成是肝气郁结的产物。

不但乳腺增生因为肝气郁结，身体皮肤长疮也是因为肝气郁结。

有一个药方叫四逆散，从头到脚的疮它都可以灵活地治。例如肠里的疮毒用四逆散加红藤败酱草；肺里的疮毒，用四逆散加白芥子、莱菔子、紫苏叶，还有鱼腥草等；皮肤外面的疮毒，用四逆散加陈皮，陈皮以皮走皮、走表；还有脂肪瘤、脂肪肝，用四逆散加皂角刺等，使痈疮消下去。

地斩头，（客家话，即地胆头）五经富十大名药之一。

地斩头也叫地胆草，有南方小人参之称，在药店、市场和菜摊都可以买到。它是护胃的良药，吃了凉药后胃不舒服，可以地斩头、姜丝和陈皮三连用，可以把它们用作保胃的团队。

如果家里有人厌食，你就买点这味药煲汤给他喝。因为地胆头中有一股奇特的芳香味，这种香气可以释放七经八脉中的能量，同理某些食物、药物奇香无比的时候能通七经八脉。

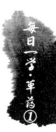

地斩头煮粥对于体能、体力恢复不过来、胃口不好或者病后体弱的人，是绝品。现在的孩子们吃过多的零食，不按时吃饭，导致免疫力下降，经常感冒。那么读者要让孩子少吃零食，再用地斩头煮粥。这味药在深圳珠三角很受欢迎，因为孩子体虚经不起大补，但是地斩头没有那么猛烈。有人下午徒步后特别疲惫，那晚上就喝用地斩头、姜丝、陈皮熬的粥（姜丝晚上放少一点，有一点点味道就好），第二天保证精力十足。

 ## 胃痛

急性胃痛，用地斩头和黄荆子，或者黄荆树的叶都行，各15克。如果病人可以喝酒，这个药煮好后可以加酒。不通则痛，并且急性的疼痛大多有紧张、扭曲或气闷，这时加酒可以达到行气解郁的作用。

中暑后肚子痛，清暑热一定要用凉药，这时用新鲜的地胆头30～50克，捣烂以后加酒一起炖煮。药煮好后趁热喝，药渣敷在肚脐下面，就可以解暑。地斩头不但可以解暑还能防暑。

许多人脾胃有寒同时患有咽炎，在这种情况下不能用凉药，我们用地胆头配合白花蛇舌草，因为它是带点凉，但是它不寒，并且两味药都带有香气，能够健脾胃。

 ## 下肢水肿

很多中老年人出现下肢肿胀，是有"水"在那里，要利水。介绍给读者一个食疗保健药方：地斩头加薏苡仁、赤小豆，各 30 克。但是利水过后不健脾胃，"水"又会回来，所以再加点陈皮、五指毛桃、黄芪。这就是岭南地区有名的地斩头粥。

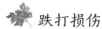

跌打损伤

生活中容易碰到磕磕碰碰引起的损伤，我们可以把地胆头捣烂加酒敷在患处，然后用手拍打患处周围，目的是打通周围的气，这是治跌打损伤的特效药，能消肿止痛。

牙痛

牙痛的病人，我让他把新鲜的地斩头捣碎，调点蜂蜜喝下去，牙痛就会消掉。用量不用多，三棵草药就行，如果病人能吃蛋就用水煮鸭蛋跟药汤一起喝下去。

草药小贴士

客家人口中的地斩头即地胆头，又叫地胆草、苦地胆、药丸草等。地斩头叶苦，根甘，性寒凉，有凉血清热、利水解毒的功效。

(1) 治鼻衄：地斩头、猪肝各酌量。同煎服，连服 3～4 次。

(2) 治阳黄疸：地斩头连根叶洗净，鲜者 200～

300 克，煮肉食，连服 4～5 天。

(3) 治单腹殿胀：地斩头 100 克。煎水分早晚二次服，或和亦猪肉炖服。

(4) 治尿闭：地斩头 25～50 克。水煎服。

(5) 治脚气：地斩头全草 50～100 克，豆腐 100～200 克。酌加开水炖服。

(6) 治热淋：鲜地斩头 150 克，猪瘦肉 200 克，食盐少许。加水同煎，去渣，分 4 次服用。

(7) 治扁桃体炎、咽喉炎：地斩头 10 克。泡入 300 毫升热开水中 0.5 小时，内服，每天 1 剂。亦可制成片剂含服。

(8) 治痈肿：方法一，鲜地斩头全草煎水，熏洗患处；方法二，地斩头全草 35 克，酒、水各半煎服。

(9) 治指疔、乳痈：鲜地斩头全草适量，酌加甜酒酿糟同捣烂，敷于患处。

(10) 治丝虫病淋巴管炎：地斩头 50 克。水煎服。

(11) 治蛇伤：地斩头同金沸草入盐捣敷之。

(12) 解暑热：地斩头根，同白豆、片糖煎。

(13) 治肺结核病咳嗽痰血：地斩头草根 100 克，调猪赤肉炖服。

(14) 治头风：鲜地斩头根 100 克，鸡 1 只，酌加开水炖熟后，再加少许红酒，分 2～3 次服。

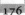

(15) 治风湿头痛：鲜地斩头根 25～50 克。水煎服。

(16) 治牙痛：地斩头根煲酒含服。

(17) 治急性睾丸炎、慢性肾炎：地斩头根 25～30 克，和鸭蛋 1～2 个炖服。

(18) 治乳腺炎：地斩头根捣烂冲酒敷患处。又可煎水冲酒服。

(19) 治跌打损伤：地斩头根 25～50 克。酒水煎熬后服用。

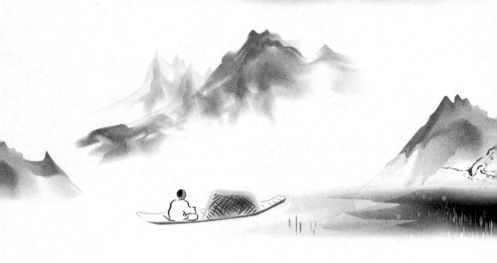

第 22 日
鸡屎藤

8 月 19 日 晴 湖心亭公园

　　今天要跟大家分享一味比较神奇的药，这味药的功能很多。

　　这味药味臭，跟鱼腥草、败酱草这些草药都有一拼，因为鱼腥草像鱼腥味，败酱草像腐败的豆酱味，鸡屎藤像鸡屎的味道，很臭浊。

　　你拿到这味药，要观察它的特点。它首先是藤类药，毫无疑问，有藤能够往外伸展，能通经络，大自然的藤类药像人体的经络，无处不通，无处不达。古人在森林里或者去山川采药时发现布满藤类的地方，没有不被它占领穿梭的空间。

鸡屎藤的第一个特点就是四通八达，无处不到，无孔不入，进一步来说它有穿透的特点。

其他藤类药：清风藤、钩藤、鸡血藤、红藤、海风藤、忍冬藤、血风藤、海金沙。红藤又是跌打圣药。海金沙没有写作海金藤，因为长得像罗网，所以也叫罗网藤。海金沙，用来利尿；罗网藤，用来通经络。它的藤比较小，通的是比较细小的络脉，不像红藤、鸡血藤能够通血管跟肠道。

读者把这些藤抓在一起煮水外洗，或者泡药酒，搽下去疼痛立刻减轻，藤类药它最擅长止痛。祛风湿的药，大多是藤类药，为什么呢？治风先治血，血行风自灭。所以治风先用藤，藤通风自去。

第二个特点，鸡屎藤它叫臭藤，带有臭味，像臭鸡屎味一样，不要因为臭就排斥它。臭浊味可以消一切经络管道积滞。

药到肚子里能够伸展到经络管道，脑子脏腑之中，把脏东西拔出来，通过肠胃排出体外。

 食积

这味草药我最先得知是在一位草医郎中那里，这个草医郎中治小孩食积，在十里八乡非常出名。

去他那里治小儿食积，他就给他们一小包药，回去吃

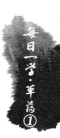

一次就好，不用再来第二次，所以大家都去找他。这个人也不是很厉害的中医，他只有这个秘方，你要治食积用这个秘方就管用。

有一个孩子食积治了半年多，还是不吃饭，没胃口。孩子的家长到他那里只拿到一包。于是家长说我这么远过来，能不能拿十包，医生说一包就够了。家长拿回去给孩子吃，一包吃完真好了，胃口开了，拉出黝黑色的大便。

所以这味药它可以清除肠壁上的脏东西，把肠道中的垃圾融化掉排出体外。

肠道没积，胃口就会大开，所以它叫消积药。

另一个孩子发热，用了退烧药也不管用，孩子的家长找了这位老先生。老先生看过后说肠子里有积，这是积热。他开了一剂药，孩子吃下去后第二天就好了。所以食积发热，这药也可以用。

有些孩子肚子老是胀鼓鼓，严重的时候喝水都会感觉胀，消化不了，同样还是一包吃下去，放几个屁就消掉了。

鸡屎藤研成粉末，越细越好，一次一调羹。如果孩子觉得吃不下，可以兑点糖，吃下去后，等一下肚子就饿了。这味药融化肚子里的宿食，但是鸡屎藤有大号鸡屎藤、小号鸡屎藤之分。

食积导致经络堵塞，配点理气药，鸡屎藤配厚朴，那些积在肚子里的气，几个屁就放掉了。一些人失眠，尤其是晚上出去应酬吃多后睡不着觉，这种胃不和、卧不安的病人，单味鸡屎藤吃一两次，就可以睡得很好。胃和则安眠。

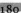

胸闷

鸡屎藤治疗胸闷，单方鸡血藤煮水或可酌情加郁金或者丝瓜络。藤类药善于通达。心主血脉，血脉不通，鸡屎藤可以通之。

 **疼痛**

鸡屎藤 50～100 克，煮水或者泡酒（鸡屎藤用干品效果更佳），若颈椎方面僵硬的病人可酌情加葛根；胁肋痛可以用鸡屎藤加元胡；腰背疼痛加杜仲。

一旦天气转变，有些人的关节就痛得要命。这是因为天气转变，他的气转不过来，局部不通则痛，直接用鸡屎藤加紫苏叶煎药。天气变化过后疼痛剧烈，就当天抓一剂吃下去，不用忍痛五六天。

肺主治节，通宣理肺用紫苏叶，鸡屎藤通关节，而天气变化主要影响肺，所以调肺用小青龙汤。

虽然它能治疗咳喘，但是我们用小青龙汤还可以治疗老年人关节痛，你们怎么也想不到，肺主治节。你会发现一些老年人，中风或者痴呆过后走不动路、拖着脚走路、板结或者晚上抽筋严重，不一定要吃药啊。鸡屎藤熬浓水过后，加一点点花椒拿来洗脚，花椒能够暖阳，但是花椒通络的功效不如藤类药。甚至用鸡屎藤洗完过后你香港脚都会好，鸡屎藤臭浊，以毒攻毒，以苦降苦，以臭治臭。《李氏草秘》中提到"鸡屎藤煎汤来洗腰膝，可以治风寒湿痹痛，腰膝转动无力"。

　　古时八百里加急他们怎么做到的？古代快递八百里加急马和人要跑很远，很累。"快递员"遇到驿馆驿站，换马、换汤水。汤水用艾叶、鸡屎藤、花椒熬成一盆过后泡脚，血脉立马就疏通放松开来，然后吃一顿饭，跳上马继续赶路，这就是用中药保证快递非比寻常的通畅。

腹痛、腹泻

　　比如，有人总是腹泻，肠道中的污垢，像那个锅底一样，长期不清理，热量很难透进去，都被污垢阻隔，这样很多能量就浪费。同理肠道积存的污垢不消掉，时间一长人的面色会变黑，吃了有营养的东西，身体也吸收不到，还是觉得没力量。

　　慢性阑尾炎、腹部隐痛的病人，不想开刀，不开刀又不舒服，那么用红藤、败酱草、鸡屎藤三味药。基本没有这三味药解决不了的堵塞，除非它是恶性肿瘤侵蚀到深处。红藤、败酱草和鸡屎藤，堪称肠道最厉害的清道夫。

中暑

　　好，我们再看，夏天中暑了也可以用鸡屎藤根，然后煮水喝可以解暑，因为它有清热解毒的功效。体内的无名肿毒会导致长疮，把新鲜的鸡屎藤捣烂过后直接敷上去。什么叫无名肿毒？就是身体长这种脓包块，你叫不出名字，叫无名肿毒。用藤类药疏通经络后，疮肿就平下来。新鲜的鸡屎藤，捣烂过后敷在背上，然后再用一部分来水酒各半煎服，煎服喝下去疮会好得很快。常见的皮肤过敏、神经性皮炎、背部瘙痒都可以治疗。一些人大病过后身体会肿胀，胃口不好而且耳朵会嗡嗡作响，用鸡屎藤跟五指毛桃一起煲汤。一个补一个通，有利于病后修复。

 ## 中毒

鸡屎藤还可以用来治疗有机磷中毒，用鸡屎藤、绿豆加水煎成 3 大杯，先服 1 大杯，2 ～ 3 小时后再服 1 次，药后可能会有排泄的过程，例如：腹泻，但是那些毒热毒药会随之排出体外。

夏天小孩身上会长痱子，我用刺苋、杠板归合鸡屎藤煮水后给小孩洗澡。这个方法可以清肺热、解血毒，洗 1 ～ 2 次就好。

 草药小贴士

鸡屎藤，味辛甘酸，性平，入心、肝、脾、肾经。祛风活血，止痛解毒，消食导滞，除湿消肿。治风湿疼痛，腹泻痢疾，脘腹疼痛，气虚浮肿，头昏食少，肝脾肿大，瘰疬，肠痈，无名肿毒，跌打损伤。

(1) 治气郁胸闷、胃痛：鸡屎藤根 50 ～ 100 克。水煎服。

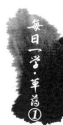

（2）治食积腹泻：鸡屎藤 50 克。水煎服。

（3）治小儿疳积：鸡屎藤干根 25 克，猪小肚 1 个。水炖服。

（4）治妇女虚弱咳嗽，白带腹胀：鸡屎藤根 20 克，红小芭煎头 20 克。炖鸡服。

（5）治红痢：鸡屎藤根 20 克，路边姜 10 克。炖肉服。

（6）治小儿脱肛：皆治藤近根之头，老者，酒蒸晒 10 次，和羊肠煮食之。

（7）治关节风湿痛：鸡屎藤根或藤 50～100 克。酒水煎服。

（8）治阑尾炎：鲜鸡屎藤根或茎叶 50～100 克。水煎服。

（9）治背疽：鲜鸡屎藤 100 克，酒水煎服；渣或另用鲜叶捣烂敷患处。

（10）治跌打损伤：鸡屎藤根、藤各 50 克。酒水煎服。

（11）治有机磷农药中毒：鸡屎藤 150 克，绿豆 50 克。水煎成三大杯，先服一大杯，2～3 小时服 1 次。药后有呕吐腹泻反应。

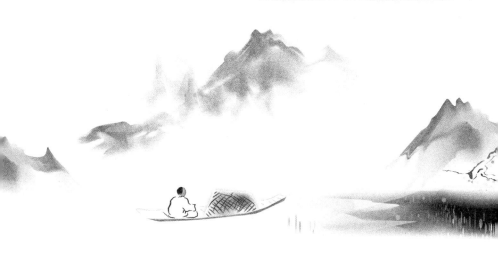

第 23 日
蒌 叶

8 月 20 日 晴 湖心亭公园

我们继续今天的每日一学草药，昨天讲到消积化食第一品——鸡屎藤。

家里只要有小孩这味药就一定用得上。因为孩子会吃撑、会厌食、会挑食。上述情况中肠道里有积滞，因为我们这时代营养过剩，孩子们会吃大量的糖果、零食，那如何解决？

我接诊的患者中有一个小女孩，她第一天晚上只吃 3 颗牛奶糖，结果第二天胃口就没有了，早餐不吃，午餐不吃，晚餐也不吃。我给她开鸡屎藤陈皮来煮茶水，喝下去后才两三个小时就喊肚子饿了，可见消积化食效果立竿见影。

还有一个小男孩，他去吃了麦当劳，回家就不吃饭，硬吵着要到外面吃，家长拗不过他。但是在外面吃得越多，在家里吃东西越没有胃口，给他开鸡屎藤配山楂。如果普通的积滞，配陈皮就行；如果吃肉吃得食积来，你要配山楂。山楂消肉积的效果非常好。

把胃肠壁的积垢融化掉，叫消融宿食。

小孩最常见的就是两个病，一个是外感风寒湿，另一个是内伤食积。鸡屎藤这味药同时能祛风寒湿，还可以消食化积，因此我们也称它是孩子的保护伞。

鸡屎藤从头到脚都能治哪些病？

咳嗽，常见的小儿咳嗽，肺里有积热，它可以化；舌苔厚、白、腻，它可以解。患者咳嗽脓痰，我给他用二陈汤跟四逆散后他说好些但是还有脓痰，总咳不干净。我又给他的药方中加30克鸡屎藤，把肺里的浓痰、浓浊当作积滞来消。枳壳、桔梗把痰浊引到胸肺，再配鸡屎藤，消胸肺里的积，三味药煮水服下，肺中的积滞都会消。

胃痛用单味鸡屎藤就能行气止痛，因为藤类药善于行走，而且味道臭浊，善于排污。一个善于行走排污的药，它治好了胃痛，它还可以治脂肪肝。

好多脂肪肝的人问我怎么开出好的保健药？

对于普通的脂肪肝患者，肝内油脂偏高，肝包裹油脂的人，首先要明白肝这些油从哪里排？一个从肠道排，所以你要用鸡屎藤，通肝气，降肠胃，所以只用一味鸡屎藤就是降脂的妙药。如果加到何首乌、决明子、枸杞子、荷叶这四味常用降脂茶中，更有画龙点睛之妙。

我们当地的领导来找我给他开降血脂的药方，我都让他用这个药方泡茶，喝了一个月血脂就降下来了。

讲完肺肝胃，鸡屎藤还可以治心脏。

心与小肠相表里，许多中老年人心脏不舒服，因为坐久过后导致血脉受压，就像我们客家话"下肚头堵塞，心肝暴逼，头脑哒掣"，下面肚子受到压抑，你的心好像要爆一样，头就会抽搐。

我们怎么办呢？用鸡屎藤加川芎、葛根、丹参（也叫颈三药），是治疗心脏堵塞闷塞的良药。

我们也可以经常用颈三药加陈皮、麦芽，它们都是通血脉、通肠道的药，因为心主管道。如果只领悟了心主血脉，层次还不够高。

心是主管道，除心脑血管外还包括经络管、肠管。经络管肠管周围的血管舒张跟收缩全部靠心；心堵住了，其他管道也就堵住了。鸡屎藤疏通管道，消血管壁上的积垢，血管通畅，心就舒服了。所以它治疗心脏方面堵塞闷塞的疾病，是曲线救国。

鸡屎藤治疗皮肤瘙痒。

新鲜的鸡屎藤捣烂过后，哪个地方痒擦哪里，擦完后它的臭浊味，就可以把周围的浊气给洗刷下去。

如果没有鸡屎藤怎么办？也简单，我们前几天讲的用

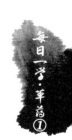

刺苋加杠板归，几味带刺的药。

深圳的一个患者回来找我，他说他的儿子胸口经常长小疙瘩而且痒得厉害。我让他拔出去疙瘩后用上面提到的方法擦洗，刺苋跟杠板归两味药是治疗无名肿毒、瘙痒难耐的特效药。

接下来还复习到鸡屎藤解毒的效果。如果不小心吃了农药残留的食物果蔬怎么办？鸡屎藤泡水喝下去，就能解掉。

它这个解毒的效果将来会风靡世界。

鸡屎藤治疗风湿关节痛是它的强项，治风湿关节痛是藤类药的强项。它能够行气活血，能祛风除湿，藤类药善走，藤类植物生长特点是绕来绕去，它能够在草木茂盛的地方穿来走去，所以你吃到肚子里，它也会串来串去。

有一个肩周炎的病人，我给他开了4剂药，他吃了前面3剂药痛得更厉害，但是第四剂药吃下去就没事了。后来他说完全好了，僵硬感都消失了。

藤类药穿来透去时会把堵塞通来，通的过程会产生一些疼痛。

好，今天我们要讲的是水蒌又叫蒌叶。你们可以摘一片叶子，揉烂了放到鼻子上闻，有人说它臭，有人说它香。这味药跟胡椒有类同之处，也属胡椒科。

 胃病

其实臭或香是描述它的气味很独特，尝过后有那种暖

188

洋洋温和的感觉，所以它用于治疗一切消化系统寒疾。

我给大家举一个例子，90多岁的老人家，常年不吃药。他就吃这个蒌叶，甚至拿来煮粥，他把胃养得非常好。

所以广西把蒌叶用来炒饭，孩子们抢着吃。平时只能吃一碗，只要用它炒饭吃可以吃三四碗，而且还不容易撑胀，因为它能够消积行气、祛风解毒。

所以我研究蒌叶是从这个老爷子身上得来的启发。他对这味药极度推崇跟赞叹，因为他的身体就靠这味药养起来的。胃养好了，免疫力也就提高了，自然生病就少。

蒌叶这味药专门用来养胃。胃寒冷口吐清水，咳痰清稀，吃凉果过后就不舒服，用蒌叶来炒饭保准你吃一次胃就暖一次，比胡椒猪肚汤都有用。

因为胡椒猪肚汤中的脂肪高，也吃不了那么多，但是蒌叶炒饭是清淡的，并且能提高消化能力。芳香的药可以增加胃肠道的蠕动力。

有人在自己家种蒌叶，我说："为什么你要种蒌叶？"他说："我妈妈吃了很舒服。"这老年人有胃病，去县城医院看不好。每天早上放几片蒌叶下去煮粥喝，胃就暖洋洋充满力量，冷冰冰地就会显得酸软乏力。这味蒌叶可以让胃温暖起来，气升起来。

 ## 痛经

我们再看蒌叶治疗妇人痛经。这味药治疗肚子受寒凉引起的痛经效果最好，肚子不凉，效果就没那么好。它像

一团阳光，跟小茴香配在一起拿来煮水喝，痛经就会减轻。还有一个办法根本不需要把它做成难喝的药，将小茴香打粉、蒌叶晒干后打粉，再配点姜丝熬粥。

月经来临前的 1 个星期，天天喝一两碗这粥，到月经那天就不会痛了。顽固痛经那也简单，平时就用蒌叶打粉后冲水，月经来临前三五天就放在粥里，或者倒在面条里拌着服下，吃过后肚子就会感觉暖洋洋的，也不痛了。

关节痛

我们当地用蒌叶来治疗关节痛，刚才讲痒，现在讲痛，只要是局部疼痛，比如手指关节、肩周炎或腰肌劳损的疼痛，都可以用蒌叶。

蒌叶跟苦刺芯（也称刺三加、白勒），用两味新鲜的药一起各用 50 ～ 100 克，煎水过后喝下，剩下的渣再煮水洗患处，内外并用，疼痛就会减轻。如果胃比较寒冷，要加几个大枣进去。

妇科疾病

有些女性白带偏多且比较清稀，清稀为寒。用新鲜的蒌叶 30 克，煮水后加红糖喝下去白带就好了。

《黄帝内经》中记载：诸湿肿满，皆属于脾。各种湿肿满，都是脾胃不爱动了，所以蒌叶一下去，脾胃就变成主四肢，蠕动的能力增强。

尿赤痛

有些病人尿黄赤、疼痛。可以把海金沙和蒌叶一起煮，单用海金沙治疗慢性尿道炎的话药力不够。因为慢性尿道炎不可以只用车前子跟海金沙这类利尿药，要配黄芪和蒌叶。

以前我的老师问过我，为什么复方石韦片要用黄芪配石韦？石韦的作用是利水，能够通淋，通过增加排尿，排出膀胱内的结石；加黄芪，给它补，让利水药充满能量，可以利更多的尿。这就是老年人长时间气虚便秘用黄芪通便，前列腺炎、尿道炎用黄芪利尿的原因。所以黄芪通过扶正阳气，石韦、蒌叶或罗网藤（海金沙）祛邪利尿时让你的膀胱尿道都有力量，进而排得更多。

很多人都说，我现在排尿都排不干净。那么用黄芪、蒌叶再加点薏苡仁、赤豆进去，补气利水，吃上一两次排尿就顺畅了。

 腰腿酸痛肿胀

你们会碰到中老年人脚跟酸痛。脚跟酸痛大都是湿气下注。我不治他的脚而治他的胃，因为脾胃主四肢。

蒌叶配上能主腰脚的杜仲。你要治疗湿气，多数是要用炒制的药，所以炒过的薏苡仁除湿效果更好，包括杜仲，杜仲炒过后 20 ～ 30 克，加点蒌叶下去，它就会变得好吃，蒌叶这味药也是重要的调味料，可以让你的胃肠动得更快。

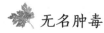 无名肿毒

你会碰到一些常见的脓肿，无名肿毒，蒌叶它有解毒消肿的作用。蒌叶捣烂过后，敷在局部疮肿上就能够将其消散，不用多，就 150 ～ 200 克足矣。

肝病

有人还用蒌叶来治疗肝癌，它为什么治疗肝癌？

"见肝之病，知肝传脾，当先实脾。"

肝病，包括小三阳到脂肪肝，第一反应绝不是肝部有多痛。所有肝病的症状表现刚开始一定不是表现在肝上，你看得见的问题一定是刚开始胃口不好。

用蒌叶来配合通肝胆的药如：木香、郁金、蒲公英、大小蓟、金银花、白花蛇舌草和半枝莲等可以达到解毒、活血、行气、健胃的目的。把这几味药抓在一起，既治疗小毛病又治疗癌症这样的大病，因为这些药加强肝脏的排毒能力。

这几味药配在一起吃下去，胃不会被败坏，蒌叶还可以保护胃肠。

蚊虫叮咬

小孩子被蚊虫叮咬的问题解决起来那就太简单了，将蒌叶揉烂敷上去，等下就不痒了。相当于是一个现做现用的"百草油"。

夏天，大家会到外面去爬山或者干活，容易在农田里被毛毛虫、蜈蚣或蜜蜂蜇到。这时你把蒌叶捣烂后加一点点酒，敷在蜇伤处，立马清凉很舒服。甚至可以提前做好装到瓶中带出门。

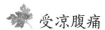

受凉腹痛

孩子吹了空调后会感觉肚子里冷胀胀，这时用蒌叶跟酒配合，捣烂过后，搞一块贴到肚子上面去，等下咕噜咕噜放几个屁，肚子就轻松了。晚上空调冻着了，肚子痛冷，蒌叶捣烂过后敷在肚脐上，如果你能够加酒，用锅把它煨热效果更好。或者放在肚子上再加一个热水袋，等下那个肠胃就哔哔啵啵，屁出来就轻松了。

咳嗽

寒咳冷咳乃肺中虚，在这个时候我们要培土生金，假如你家里有老年人晚上咳嗽得厉害，你早上就给他搞一碗蒌叶粥，也可以搞点肉桂粉，或者搞几片生姜放在粥里，吃后肺就舒服，晚上也就不会咳得那么凶了。

中老年人基本上七八十岁以上的人都适合吃蒌叶粥或者蒌叶炒饭，因为到那年纪牙齿开始脱落，胃的力量已经减了。

蒌叶治疗脚气水肿，脚软没力。

蒌叶草的根能壮腰脚，叶可以散风寒，茎可以疏通肠胃经络。

所以这一味草药它的根茎叶有不同的效果。

相似的药还有紫苏叶,叶子能发散风寒;梗宽中下气;子化痰。桑叶,桑枝可以用于治疗高血压;桑叶治疗眼睛红肿痛;桑白皮,也就是根,治疗更年期浑身发热睡不着觉;果实治疗乏力腰酸腿软,还能够补血,治疗贫血。

很多药不同部位作用不一,大家好好琢磨橘子里有几味药。

一棵橘皮树它就包含了很多味药。从枝、叶、皮、络、籽、肉。后面我会跟大家讲讲如何解剖一味草药,它的心、根、种子、茎都不一样。

好,我们今天分享到这里。

 草药小贴士

蒌叶又名蒟酱、青蒟、芦子、大芦子、荜茇、槟榔蒟、槟榔蒌,味辛、微甘,性温,能祛风散寒,行气化痰,消肿止痒。用于风寒咳嗽,支气管哮喘,风湿骨痛,胃寒痛,妊娠水肿;外用治皮肤湿疹,疮疖、脚癣。

用法用量:5～15克;外用适量,煎水候温外洗,脚癣可浸泡。

验方1(治外感伤风咳方):青蒟叶7片,东汉桔根25克,杧果核2个,布渣叶25克,清水3.5碗,煎成1碗煎服。

方解：伤风之病，由于邪犯皮毛，皮毛为肺之合，故易咳嗽。方中青蒟叶，东风桔根入肺，疏风止咳。柠果核，布渣叶消腻滞。相辅为用，效果甚佳。

方歌：伤风咳嗽用青蒟，芒核布渣叶共收，东风桔蒟疏风好，外感食滞可无忧。

验方2（治鸡咳方）：青蒟叶7片，糖冬瓜25克，清水一碗半，煎成半碗，温服。

方解：本方青蒟温以散寒，糖冬瓜甘以润燥，合为散风寒润肺燥之剂。

方歌：鸡咳频频不必愁，温散寒邪用青蒟，糖冬瓜入能润肺，服完之后乐悠悠。

验方3（治风寒咳嗽经验方）：番鬼柠檬叶20片，干青蒟5克，清水2碗，煎成大半碗，日服1次。

方解：番鬼柠檬叶，叶厚，有茸毛（不是一般柠檬或西柠檬叶），气香，味微酸，性温，散肺经风寒，化气除痰，治风寒之咳。青蒟性味辛温，化气除痰，治风寒咳嗽初起，相辅为用，可并治新久风寒咳嗽，对于老人之患是症者，尤为适宜。

方歌：风寒咳嗽干青蒟，化气除痰力最优，君以番鬼柠檬叶，老人寒咳不须愁。

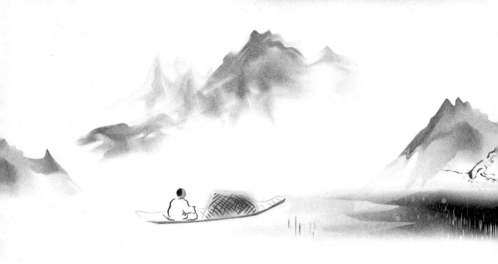

第 24 日
葫芦茶

8 月 21 日　晴　湖心亭公园

　　日不缺讲，日不乏写。每天都不缺乏讲课，每天都不缺乏创造，即使你很蹩脚，最后你也会变得很强悍。

　　所以中医要出精华，学要学得透彻。

　　蒌叶在我们当地又叫大风叶。以前有人经常搞这个来炒饭吃，吃了胃很好，而且风湿少，头晕短气都没了。

　　蒌叶有五大功效，也叫五祛。

　　第一，祛风除湿。

　　以前人干农活是不是经常要跟水打交道，所以这些人的腿脚常泡在水里会沉重，肩背会酸胀。蒌叶炒饭，专治腰背酸软。

第二，**散寒止痛**。

蒌叶炒饭治一般吹到风寒，不管是头痛、臂痛、关节痛还是腰脚痛，通通管用。有人吹了风过后鼻塞头痛，脾开窍于口，脾主九窍，窍打开来过后痛就减少。

第三，**驱毒消肿**。

蒌叶可以驱毒，跟紫苏叶一样，鱼蟹腥气中毒。

如果有脚气、脚肿，蒌叶煮水，兑一点点酒喝下去，症状就会减轻。

第四，**祛痰镇咳**。

小孩吹冷风后咳嗽不止，它可以把痰气祛走，让咳嗽恢复，叫祛痰镇咳。

第五，**祛湿利尿**。

尿道炎、结石的病人，要用新鲜的蒌叶配海金沙，不然你只用海金沙腰部会太凉，加蒌叶能缓解它的凉性。如果最近上火吃青草药吃太过火了，搞得胃凉胃冷，蒌叶搞点来炒饭，就把这个寒冷给调过来。

风湿关节炎，风寒湿毒痰全部聚在关节，五毒俱全，用蒌叶和苦刺心（也叫白勒），捣烂过后敷在关节上面，关节痛即可大为减轻。

这味药除外用于跌打损伤，关节肿痛，也可用于虫蛇咬伤。蒌叶捣烂敷上去它可以疗伤。

今天分享的这一味药可以通上彻下，可以灵活运用各

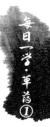

种疾苦之中。这味草药在五经富泡茶里名列前三。

在我们当地没人不认得它，它号称凉茶中的极品。它堪称是解决饮食饱胀、暑天上火的妙品。

另外当地镇民以前没有消炎药、止痛药，他们就靠这个草药度过一辈子，它有消炎止痛、清热解毒、消积杀虫之效。

这味草药是葫芦茶。

我们也叫百罗舌，狗舌头，它是少见的可以用在凉茶中药性平和，效果好，功能全面的一味中药。

消食化积

有人贪吃，结果吃撑了胃痛、胃肠撑胀，舌苔白腻不下，人动不了，这时抓一把葫芦茶煮水。煮好后慢慢地一小口一小杯地喝，喝完一壶后腻腻的舌苔就被融化掉了。舌苔澄澈胃肠蠕动，几个屁过后若无其事。

一位老师因为孩子不吃饭，厌食挑食来找我，据他所说没有吃超过一小碗的时候。我给他开葫芦茶，搞来过后熬水。小孩喝下去后，中午拉他爸爸的手去餐馆吃了两碗，所以葫芦茶它消融宿食的效果顶呱呱。

我再举个例子，有一个人三天都没吃饭，他吃普通的化积食的药没有效，因为酒、肉吃太多了，消化不了。有位老爷子说赶紧去拔葫芦茶，拔来熬浓浓的，熬得像那个黄牛尿一样。当天那人喝下去下午就起床干活了。

当时大家问为什么？老爷子说他一定是里面有食积，

外面还感了风气，把百脉闭住了，所以单纯吃消积的山楂麦芽之类的效果不理想，必须用葫芦茶，既能消积杀虫还可以解毒祛风。

这里给大家分享个生活小贴士：在家里腌咸菜的时候，你只要放几条连梗带叶的葫芦茶，放在咸菜的周围就可以避免生虫。

所以未来的中药开发保鲜，是一个很有前景的行业，为什么？绿色保鲜！

根据这一点深入思考一下，带着脏东西的食物，便秘的人吃到肚子里后，在肚子里积存堵塞。这些便毒入血，输送到头面就会长斑。

所以这些斑、痘之类，其实就是肠毒上攻。我们要把这些毒降下去，不要让它腐败得太多，就用葫芦茶煮水。

有个小伙子，他要出去上班，可是满脸都是痘痘而且皮肤暗黑，大便经常三四天一行，出去没办法熬药。我让他去采些没打除草剂的葫芦茶存到家里，1次就用1团，像那个小草团一样塞到那个壶里煮水喝，喝了半个月，他从那之后大便天天有并且天天通。这位病人是热毒性的积滞便秘，积消，脸上那些黑气就退，肚子胀、油腻的感觉也消失了。

这是一味消积茶，一味化腻凉茶——葫芦茶。

葫芦茶它号称龙舌茶，龙的舌头。你只要看病人的舌苔腻厚，就用葫芦茶，它能把舌苔给洗刷干净。

小儿疳积，不爱吃饭，葫芦茶20克煮水，兑点点糖下

去。北山中学一个老师的孩子，因为食积腹胀不吃饭，我让他用葫芦茶，量不大只用三泡。第一泡吃完就胃口开了，三泡吃完，半个多月不爱吃饭的症状就消失了。

食积日久，肠道会积一层垢。这层积垢就要用能消融化食的一些药茶来把它融化掉，不然它就挡住你营养吸收的通道。

肺热咳嗽

肺热咳嗽，这种咳嗽通常咳得很厉害，舌尖红。

这时要用葫芦茶的根。葫芦茶的根药力更猛，20 ～ 30 克煮水喝下去咳嗽就会减轻，这是肺热咳嗽。

口渴

我上一次办山林班的时候，有徒步，要穿越很远的路。大家身上带的水差不多快喝完了，阳光当时仍十分强烈，刚好看到有一片葫芦茶。我就让每人采一两片放到嘴里嚼。干渴的情况下，把葫芦茶放几片到嘴里一嚼，起到口舌生津的作用。

好多中老年人睡觉后，口中焦渴，饮水都不解渴，葫芦茶可以解，甚至糖尿病人用葫芦茶都可以。新鲜的芯泡茶，当你喝下去时会有回甘的感觉紧接着口水就上来了。

咽喉肿痛

咽喉肿痛很多药都可以治，但是论药性平和，葫芦茶位居前列。治疗咽喉不利索、疼痛基本是现喝现见效，对急性咽炎特别有效，而且它不怎么伤胃。

我们隔壁邻居因为咽喉疼痛来找我，他问："什么方法见效最快？"我说："最快速的方法就是扎针，不吃药。"

在少商穴一刺下去，挤出几滴血后咽喉痛就下去，急性咽痛特效。他怕痛，我说怕痛就吃苦吧。

用葫芦茶熬浓水后，喝下 1 升左右，热毒性咽炎，身体缺水，水亏则火旺，阳虚则阴盛。如果怕药苦，饮葫芦茶的时候，兑一点点蜂蜜进去。喝下去咽喉润开，火气就消了。

另外，治疗扁桃体发炎可以在葫芦茶中加青橄榄一起煮水，兑一点点蜂蜜，也有特效。而且药一定要用新鲜的，用干品就没有新鲜的药材效果好。

 ## 腰痛、下肢肿胀

葫芦茶治腰痛，葫芦茶 30 克，赤小豆一把，加点炒杜仲，不管是寒湿还是湿热都可以用，因为杜仲、赤小豆、葫芦茶药性平和。性平的药物，可以平调寒热。

葫芦茶治疗老年人脚部肿胀，如果脚底热，用葫芦茶 100 ～ 200 克都好，煮浓茶。喝下去后小便会很多，同时肾炎等各方面都能减轻，腰痛也会消掉。

之前义诊的一位病人主诉脚底发热，我给他用地骨皮，也可以用葫芦茶。地骨皮就是枸杞子树的根皮，专门滋阴降火，骨蒸潮热，骨头里头烧出来的热，就这一味药

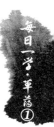

10 ～ 20 克泡水，即可消去。

有些更年期妇女觉得热，热得好像骨头里烧出来似的，葫芦茶一小把配合地骨皮，骨头烧热感就没了。

 便秘

上次有一个便秘很严重的病人，大便四五天一行，严重的时候六七天。他每次上厕所都要带一瓶香水，不然臭气熏天，这就是积久成毒。

这个时候怎么办？葫芦茶熬浓茶，便秘得越厉害要煎越浓，再兑点蜂蜜，吃下去天天排便。五经富三大凉茶，葫芦茶、白花蛇舌草和黄荆子（布荆子）。

黄荆子解暑第一。

葫芦茶消食化积，治撑胀第一。

白花蛇舌草消肝炎肿毒第一。

 草药小贴士

葫芦茶味苦、涩，性凉。清热解毒，利湿退黄，消积杀虫。用于中暑烦渴，感冒发热，咽喉肿痛，肺病咯血，肾炎，小儿疳积，黄疸，泄泻，痢疾，风湿关节痛，钩虫病，疥疮。

(1) 治咽喉肿痛：葫芦茶 100 克。煎水含咽。

(2) 治肺病咳嗽出血：葫芦茶干全草 125 克。清水煎服。

(3) 治痢疾：葫芦茶全草、细叶扯头孟根各100～150克。加鸡蛋一个同煎，煎至鸡蛋熟时，将蛋壳除去再煎，加生盐调味，汤蛋同服。

(4) 治风湿性关节酸痛：葫芦茶茎，每次100克，合猪脚节炖服。

(5) 治硬皮症：葫芦茶、拔脓膏（荨麻科糯米藤）各等份，和食盐捣烂敷患处。

(6) 治妊娠呕吐：葫芦茶（干品）50克。水煎，分3次服。

(7) 治产后瘀血痛：鲜葫芦茶全草25～50克。杵烂，酌加米酒炖服。如用清水煎服，可治月经病。

(8) 治暑季烦渴：葫芦茶，煎成日常饮料，以代茶叶。能解暑清热止渴。

(9) 治痈毒：葫芦茶叶捣绒，取汁滴于伤口，每日2～3次，每次适量。

(10) 治荨麻疹：葫芦茶鲜茎、叶各50克。水煎服；或用鲜全草适量，水煎熏洗。

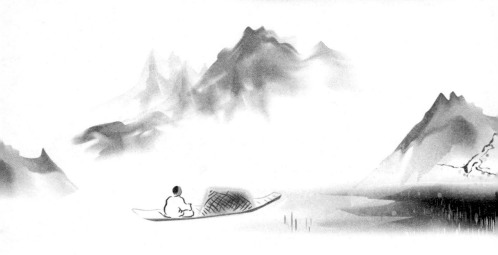

第 25 日
牛大力

8 月 22 日 晴 湖心亭公园

今日先来复习葫芦茶。

海外侨胞称这种中草药为仙茶，把它放在咸鱼堆里，咸鱼不容易生虫，放到咸菜里，咸菜不容易坏，用在人身体，脏腑用得更久。

葫芦茶尝起来涩、苦后有回甘。酸涩收敛涤污脓，所以它可以把体内的污脓涤荡出来。

比如有人吃了菠萝，出现眼睛眼珠红胀、皮肤红疹、咽喉痛。这样的情况下还不想去医院里面打吊瓶，那就用新鲜的葫芦茶 125～250 克，煮水喝下去，就能退疹。

天气炎热，大家都怕煎炸烧烤的食物。有位父亲带孩子旅游，在外面吃了煎炸的食物后在外面没有发病，回到家里发病了，咽喉肿痛，水都难吞下去，话都讲不出来。这时葫芦茶要熬浓的，绝对不能熬淡的。这时越浓的葫芦茶涤污脓的效果越好，再放两三个敲碎的新鲜橄榄下去，橄榄又叫青果，吃了 2 次咽喉肿痛好了。这个就是葫芦茶清利咽喉之功。

葫芦茶从头到脚都是宝，新鲜的和晒干的都好，有些人把葫芦茶带到国外，放在草木店里卖。

葫芦茶治疗腹泻，吃了不干净的或者隔夜的食物后肚子痛，有些人比较严重，能泻一上午。葫芦茶配凤尾草治疗各种痢疾肠炎。

葫芦茶涩，能收藏，凤尾草能清利湿热，把肚子里的东西清下去，再收肠管，吃几次就好。

葫芦茶捣烂以后，榨出来的汁擦在患处，如果你还有其他问题，加点带刺的药，例如：刺苋、杠板归或仙人掌，捣烂后随便加一两样都行，每天敷 3～5 次，一两天肿就下去了。

心烦口渴葫芦茶泡参或者黄荆子，当天喝当天就解烦除渴。有人甚至烦渴得睡不着觉，吃下去还可以治失眠。

患有风湿关节病的人预测天气比天气预报还准。风湿关节痛要用葫芦茶的根。根善钻，能入地底；叶发表，能解表证，所以表面的热用叶子，而深层风湿热关节痛的要用根。

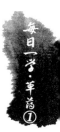

皮肤瘙痒荨麻疹，葫芦茶熬浓水，搽在患处。

孩子黄疸，皮肤黄，眼黄，尿黄，皮肤黄，巩膜也是黄。通常治疗黄疸用茵陈，但岭南不一定能立刻采到茵陈。茵陈主黄疸而利水。

《本草求原》记载：葫芦茶退黄疸。因此它和茵陈的作用相同，并且它退黄疸是很彻底。首先它能清肝肠，肝肠那些脏东西被清出来，黄疸就退下去；其次它能利尿，可以让你体内黄色的东西稀释在尿液中排出体外，所以它退黄疸很安全。

我们还会碰到一类病人脸发黄，手脚发黄，诸黄属于什么？属于脾，黄乃脾之色，肚中有积，泛黄的皮肤营养不良，消化不良。葫芦茶煮水加点山楂消积活血。这个药用后面黄肌瘦都会变得好看，如果孩子确实很弱，你加点党参黄芪，不弱不加。

黄褐斑的解决办法一样。脸上有黄斑，葫芦茶配红花，红花能够活血，葫芦茶接着就消斑，所以葫芦茶还有美容的作用。

平时有人总咳嗽，痰中带点血丝，这时用葫芦茶的根煮水，喝下去咳嗽带血就会减轻。因为葫芦茶偏凉，所以这种咳偏于燥咳热咳。

葫芦茶125克煮水。煮水后含在咽喉里，含几分钟后吐掉不要喝到胃里，那剩下粘在咽喉口腔的药可以混着口水吞下去，这样就不会伤胃。口腔溃疡，咽喉痛咽炎，就用这个方法。

岭南用葫芦茶最多的还是用来治小孩食积，葫芦茶就是一味消积药，除此之外还有减肥之功。身体有积滞，肠肥肚满的人用葫芦茶可以去肠道内的油垢。

下面要讲的这味药也是岭南十大名药之一，牛大力，甚至可以和地胆头相提并论。

这味药的效果可以比作人参，因为它甘甜，甘甜可益力生肌。

牛大力它有一个别名叫大力薯、甜牛力、金钟根。

它的根，像一团一团金钟倒扣，增强人体卫表的金钟罩，因此人们也叫金钟根。

卫气属于阳气的一种。生于水谷，源于脾胃，出于上焦，行于脉外，其性刚悍，运行迅速流利，具有温养内外，护卫肌表，抗御外邪，滋养腠理，开阖汗孔等功能。

万物生长靠供养，没有供养不生长，包括皮肤的功能，所有皮肤病，就是皮肤的供养功能断节。

抵抗力差加之吃些腥臭之物，皮肤就会瘙痒。这种情况下我们用葫芦茶去除肠道积垢，再用杠板归、刺苋（带刺的药），有刺能去风，治痒必带刺，熬水止痒效果就会很好。

有一位阿姨得了重症肌无力，体重才40多公斤，从55公斤瘦到40多公斤。我让她把食疗进行到底，药天天吃会很难受，但是食疗可以天天补，再加上运动。

我给她开黄芪、五指毛桃各50克，牛大力30克，枸杞子20克，巴戟天15克，陈皮5克，她吃了三个月以后，

207

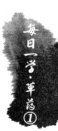

就不去大医院了，而且体重由 40 多公斤长到 50 多公斤。

所以牛大力这味药，甘甜益力生肌肉是很快速的，碰到重症肌无力这种大病，必须要用名药、大药、奇药。

小儿尿床

牛大力治小孩尿床的效果跟五指毛桃、黄芪这些药不相上下，一个补气、补腰，腰部有气，尿床就会消去。

我治疗过一个小孩尿床，孩子已经六七岁，一天还要尿两三次，有时候三四次。

我让他用牛大力熬水加五指毛桃和金樱子，才吃了一个多星期就不尿床了。金樱子因其具有固精缩尿、固崩止带、涩肠止泻之功效，故常用于遗精滑精，遗尿尿频，崩漏带下，久泻久痢。

尿急

现在，我们把膀胱比作一个水库，假如河坝松松垮垮，那水一打下去就冲下来，所以河坝要有力。河坝它由什么组成？土，所以要找培土的药。哪味药既能培土又能补肾？牛大力！

牛大力的味是什么？甘甜，入土入脾，而且它还能壮腰固肾，脾肾并补。

很多老年人患有尿急。治尿急就用五指毛桃、黄芪、枸杞子、牛大力四五味药，放在一起煮了个浓汤，再加点红糖。老年人胃肠功能等各方面都减退，吃不了太苦的东西，所以加糖，他吃得了；而且一个月吃2～3次足矣，这个月就能平平安安度过。

再严重的是尿失禁，尿漏下来。同样的方法每个月熬2～3次，严重的熬5～6次。药熬得浓浓的，吃下去肾脏膀胱的气足，排尿就干净，而且还能够把它兜得住，就像我们之前提到的河坝一样。

 ## 腰痛

腰痛又抽筋的病人，我给他用牛大力30克，淫羊藿30克，小伸筋草15克。第一剂吃下去，晚上就不抽筋了；第二剂下去，腰痛基本上能缓解。

白带增多

中老年女性白带量多，体虚，固不住水。用牛大力、黄芪、五指毛桃三味药专治体虚白带增多。

治流涎

老年人流口水。胃内动力不够，水都消化不了向上泛。用牛大力、益智仁两味药，各15克煮水。

腰肌劳损

出差比较多的人在外面舟车劳顿，总觉得腰撑不起上半身。五指毛桃、杜仲、黄芪、枸杞子，煮浓汁，服用后第二天就会觉得腰部有力量，不用再赖床了。如果病人

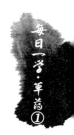

会喝酒还可以兑点酒，行气活血，可以把腰力带到全身上下。

 ## 慢性肝炎

慢性肝炎不能只治炎、治肝，一定要健脾培土，提高抵抗力。用参苓白术散加牛大力，脾肾并补，随后炎症即可慢慢排出。

有些人得了肝炎后还喝凉茶，喝到后面胃下垂、口吐清水了还医不好。参苓白术散配伍牛大力，补脾补肾还能疏通经络。只要把身体的体抗力加强它自然就跑了。

草药小贴士

牛大力，别名猪脚笠、金钟根、山莲藕、倒吊金钟、大力薯。味甘，性平。归肺、肾经。能补虚润肺，强筋活络。用于腰肌劳损，风湿性关节炎，治肺热，肺虚咳嗽，肺结核，慢性支气管炎，慢性肝炎，遗精，白带。

(1) 治腰肌劳损：牛大力根、千斤拔各30克，牛膝、山萸肉、威灵仙各12克。水煎服。

(2) 治慢性肝炎：牛大力根30克，土黄连、灵芝各15克。水煎服。

(3) 治病后体虚：牛大力60克，千斤拔、掌叶榕各30克，土人参15克，猪瘦肉适量。水煎服。

(4) 五劳七伤：干牛大力50～100克，猪瘦肉适量。清水煎服。

(5) 治肺热咳方：牛大力50克，红丝线25克，红菱根25克，清水3碗，煎成1碗服。

(6) 治劳倦胸翳咳嗽方：牛大力50克，白花苦灯笼25克，铁色金25克，五爪龙根25克，清水四碗。煎成一碗服。

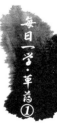

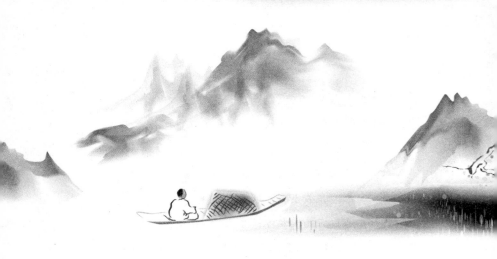

方药集锦

❀ 解暑凉茶

黄荆子泡茶。

❀ 小孩口臭、消化不良

用黄荆子与金不换，黄荆子一把煮水，熬到好的时候加几片金不换。

❀ 走窜痛，浑身不舒服

黄荆子能祛风煮水，配大枣，能培土。

❀ 醉酒

浓煎黄荆子茶，可以迅速解酒消气。

❀ 夏日乏力、厌食，如中暑

用黄荆叶心（清晨最佳），7片、9片或11片，属于阳（奇）数的都好，嚼服吞下就好。

❀ 腹胀、没精神、没胃口

黄荆叶嚼服，再走走路，不一会就气行肚子饿，想吃东西了。

❀ 急性胃痛

黄荆子炒香，打粉，每次5～6克，兑温酒或温开水送服。

❀ 皮肤湿疹瘙痒

黄荆树连枝带叶煮水洗澡，泡脚。

❀ 暑热小便黄赤

黄荆子泡茶喝。

❀ 脚软无力，湿气重

用黄荆子跟黄芪煮茶水，一个补力气，一个芳香除湿行气，两个搭在一起，脚酸软无力就解除。

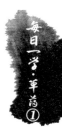

✿ 咳嗽带痰

黄荆子配陈皮煮水代茶饮。

✿ 胸肋乳房胀痛，心烦气躁，睡不着

用黄荆子配橘叶煮水代茶饮。

✿ 风寒湿头痛

用黄荆姜枣茶，寒湿用姜枣，风用黄荆子。

✿ 肠炎反复发作，眼珠黄

用马齿苋煮水喝。

✿ 蜂蜇虫咬

用马齿苋捣烂，敷在上面，凉凉的，可消麻痒痛。

古籍载马齿苋捣烂取汁涂抹，可以治疗蜈蚣、蝎子、毛毛虫、蜂蜇伤。

✿ 痔疮发炎、发热

新鲜马齿苋捣烂连渣带泥敷到肛门上去，一旦药泥暖和立马换掉，连续敷几日便好。

✿ 膀胱炎，小便涩痛带血

新鲜马齿苋半斤煮水喝。

✿ 带状疱疹

初起的用马齿苋捣烂，调花生油，敷在患处，较严重

刺痛如电击的用马齿苋、杠板归捣烂，敷在患处。

❀ 火丹

马齿苋捣烂敷上，伴发热的，可用马齿苋汁兑蜂蜜喝。

❀ 急性肝炎、黄疸

一大把马齿苋煮水喝。

❀ 盲肠炎阑尾炎肚痛高热

一大把鬼针草煮水喝，鬼针草又称盲肠草、清胃草，能除肠胃垢积。

❀ 风热感冒

鬼针草煮水熏蒸，也可以倒入一碗酒，发汗力度更强。

❀ 肾炎尿不畅

熬浓浓的鬼针草，喝上一碗，再熏蒸，小便自然畅快，这叫提壶揭盖，开汗孔以通小便。

❀ 高血压、高脂血症、高血糖

鬼针草 10 克，山楂 5 ~ 10 克，大枣 10 枚，泡水代茶饮，鬼针草微发其汗，利小便，畅肠道，山楂软化血管，消除胃肠积滞，大枣和中养脾。再配合管住嘴、迈开腿。

❀ 节后综合征

鬼针草、黄荆子泡水，代茶饮，名为节后黄金茶，外散风寒，内消积滞，且口味极佳。

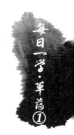

❀ 脂肪肝

黄芪、鬼针草、山楂、大枣泡水代茶饮，这是脾气暴躁、暴饮暴食的绝妙良方，加黄芪让身体排泄有力。

❀ 鼻塞偏头痛

苍耳子、辛夷花打粉，用酒送服。

❀ 鼻炎

四逆散（柴胡、白芍、枳壳、甘草）配苍耳子散（苍耳子、辛夷花、白芷、薄荷）、党参、黄芪。

❀ 大便不成形、便溏

炒苍耳子、苍术各10克泡水代茶饮，此方为胃肠道的"风干机"，湿气一吹就干，一温就化。

❀ 预防流感

炒苍耳子配生姜、大枣，泡水代茶饮。

❀ 伤风感冒，周身酸痛

苍耳草根30～50克煮水。有流感治流感，没流感防流感，体寒加生姜与红糖。

❀ 老年人风湿腰骨痛

苍耳草根30～50克煮水喝，或者放骨头汤里煮。

每日一学·草药①

◎ 皮肤瘙痒

苍耳子 10～15 克煮水，加红糖引入血分，治风先治血，血行风自灭。

◎ 皮肤湿痒

苍耳草全草，也可加薄荷开毛窍，煮水熏洗。

◎ 苍耳子散从头到脚病痛配伍

头痛的加川芎，颈痛的加葛根，手臂痛的加桂枝、桑枝，胸痛的加枳壳、桔梗，背痛的加姜黄，腹痛的加小茴香、厚朴，腰痛的加杜仲、枸杞，膝盖痛的加牛膝、牛大力，脚抽筋的加淫羊藿、小伸筋草。

◎ 肝郁肋胀

用玫瑰花泡茶搞不定的，就可用苍耳子散，疏肝解郁搞不定的问题，一定要用发散风寒。

◎ 老人健忘，小孩脑子昏沉，注意力不集中

此脑袋阳气不够也，用苍耳子、苍术、菖蒲煮水喝。脾主九窍，苍术用之。菖蒲能开九窍，能够益智让人聪明。

◎ 鱼蟹毒

紫苏 100 克，加上生姜 1 把，煮汤喝。

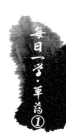

❀ 饮食不节

平胃散配紫苏，紫苏解药毒、肉毒，平胃散恢复脾胃功能。

❀ 时代病养生四药

四逆散偏重于戒嗔怒，平胃散偏重于节饮食，香苏饮偏重于慎风寒，四君子惜精神。

❀ 感冒流鼻水

紫苏叶、金不换（荆芥）、生姜。

❀ 尿频

金樱子50克，煮水喝。

❀ 吸烟肺部浊垢多

单味紫苏子，煮水喝。

❀ 老寒痰、灰黑痰

紫苏加姜泡茶叶。

❀ 解酒

紫苏生姜汤，能化湿和中，提神醒脑，解酒、解湿、解毒，同时都解掉。

❀ 兔子眼

桑叶50克，可以加3～5克麻黄或薄荷，不加也管用，直接煮水，今天喝，快的话下午好，慢的话明天都会好。

❀ 用眼过度，眼睛红肿痛

桑叶 20 ~ 30 克，白蒺藜 20 ~ 30 克，木贼草 20 ~ 30 克，蒲公英 20 ~ 30 克。

❀ 老人便秘

黑芝麻一大把打成豆浆与桑叶 50 ~ 100 克煮水后，混在一起喝。

❀ 首乌延寿丹

桑叶、金银花与制首乌各 20 ~ 30 克，此方能够养血安眠，降压通便，消脂除垢。

❀ 风热感冒

桑叶、菊花泡茶，咽痛加玄参、麦冬、甘草、桔梗。

❀ 尿黄赤血压高

桑叶、车前子各 20 ~ 30 克，煮水喝。

❀ 口干渴

手脚比较凉的用枸杞子，手脚比较热的用桑叶，不凉不热两个搭配在一起。

❀ 老年肾虚关节痛、眼睛昏暗

桑椹晒干泡酒喝，桑椹益肾填精，酒入肝，肝主筋，肝开窍于目。

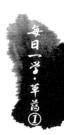

❀ 胃痛

七片金不换的叶子，嚼烂吞下，或揉烂加红糖，热水冲服。

❀ 腿肿

四君子（党参、白术、茯苓、甘草）加黄芪、益母草、川芎。

❀ 跌打伤

金不换根，煲汤喝。

❀ 腰痛

金不换煮水，送服壮腰健肾丸。

❀ 口臭

金不换 1 把，配竹茹 30 克。

❀ 解暑通便汤

金不换、红薯、绿豆煲汤。金不换顺其性，红薯养其真，绿豆降其浊。

❀ 鱼蟹瘙痒

金不换配黄荆子泡水喝。

❀ 贪凉饮冷咳嗽

金不换、生姜捣烂一起煮水，还可以加点生姜或红糖。

✿ 入睡难

酸梅或乌梅煮水加糖，男人用白糖，女人用红糖，下午赤脚徒步半小时。

✿ 咽喉痛、牙痛

腌制酸梅含在嘴里，炎症肿痛会慢慢消去。

✿ 肺胃寒咳

金不换姜丝粥，还可加胡椒粉，金不换能祛风止咳，生姜、胡椒粉能温中暖胃。

✿ 淋雨感冒

金不换加生姜、大枣、红糖煮水喝。

✿ 鼻塞

金不换捣汁滴鼻，芳香开窍，提神醒脑。

✿ 小孩脑子不灵光

红薯汤润通肠道，金不换汁滴鼻通鼻窍，肺与大肠相表里，上面鼻窍开，下面大肠开，精神立马来。

✿ 夜尿多

金不换姜丝粥，加强身体气化能力，则水液代谢自然正常。

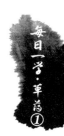

❀ 消积茶

此茶以茶为特色，加入姜、山楂、砂仁等药材炼制而成，可养生可保健，可助消化，消除油脂，开胃健脾，和中下气，消食除胀，乃四季时尚茶饮。再加迈开腿，可加速脂肪消解燃烧。

❀ 咳嗽

老陈茶加生姜泡水喝，老陈茶能降气，生姜能温肺化痰。

❀ 热痢拉肚子

绿茶末，一次 1 ～ 2 克。

❀ 心肌无力，心律不齐

老茶树根 50 ～ 100 克跟糯米酒一起煮。

❀ 十年痛经

生姜、大枣、红糖煮水，药量要大，汤要浓，连汤带渣嚼服。

❀ 消肌瘤

生姜、大枣、山楂、麦芽、红糖煮水喝。

❀ 呕吐

生姜一味，或加紫苏、金不换，榨汁服。也可以用生姜、半夏汤。诸呕吐，谷不得下，小半夏汤主之。

❀ 腿肿难行

四逆散加黄芪、益母草、川芎、苍术、丹参、泽泻，再加一大块生姜。

水肿三药：黄芪、益母草、川芎。

排脾水三药：苍术、丹参、泽泻。

❀ 夜尿频急

生姜、党参、黄芪、红糖煮水。

❀ 暑热中暑

生姜、薄荷，茶叶，泡水喝。

❀ 半夏毒

生姜直接嚼服，或者煮浓姜汤亦可。

❀ 失眠

夏枯草 30 克，半夏 50 克，生姜数片。

久坐不动，嘴唇乌暗失眠者，为气滞血瘀，用四逆散加香附、元胡或者元胡止痛片。

❀ 凉药伤胃，口流清水

生姜一味煮水喝。

❀ 肺气肿、夜咳痰多

若要痰饮退，宜用姜辛味。干姜、细辛、五味子加四君子，再用姜枣加进去，用生姜干姜并用，两个联手温脾

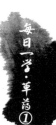

温肺，干姜偏于温暖脾胃，生姜可以温肺。

❀ 远行徒步有力方

黄芪 30 克，生姜 15 克，茯苓 10 克，枸杞子 20 克，大枣 10 枚，煮的时候还可以调点红糖。

❀ 青囊丸

风寒头痛，青囊丸用清茶来送服。痰浊涌动，青囊丸用姜汁送服。痛经的、郁闷的、跌打伤，青囊丸用水酒各半送服。

所以天燥热的用茶，体质偏寒的用生姜，然后血脉不通的用酒。

❀ 偏头痛

柴胡疏肝散加香附、川芎、陈皮。川芎乃血中气药，香附乃气中血药。

❀ 富人胃痛

四逆散合良附丸，配合运动干活。胃寒的高良姜可用 20 ～ 30 克，生气厉害的，香附用到 20 ～ 30 克，也可以加酒，就能行血气，助药力，引药入肝。

❀ 痛经、手凉

艾附暖宫丸，远离三冷远，一冷就是凉凉的水果，饮料跟那个冷水，二冷就是空调，三冷就是冷言冷语。

✿ 胸肋部胀满

用越鞠丸，解诸郁，可解气血痰火湿食所导致的郁闷诸病。

✿ 风火暴眼

香附、川芎、蒲公英熬浓汤喝。

✿ 肾虚耳鸣

香附、川芎加菖蒲煮水喝。

✿ 吵架口苦

香附、川芎加点龙胆草煮水喝。

✿ 熬夜吃夜宵口苦

龙胆泻肝丸。

✿ 郁闷梅核气

气得咽喉鼓胀，吞东西吞不下，用香附、川芎、桔梗，桔梗能够开胸，开胸就是开咽喉。

✿ 急性腰痛

土鳖虫焙干，用温酒送服。

✿ 气痛

气到胸肋痛，用柴胡、香附、川芎。
气到背痛，用姜黄、香附、川芎。

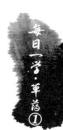

气到胃痛，寒的用高良姜、香附、川芎，热的用黄连、香附、川芎。

气到肚子痛，用小茴香、香附、川芎。

生气后腰痛者，用杜仲、香附、川芎。

气到膝盖痛，用川牛膝、威灵仙、香附、川芎。

❀ 肝炎

用茵陈、田基黄、蒲公英、五味子、香附、木香、郁金。

❀ 痛经小腹胀

用四逆散加生姜、大枣、益母草、川牛膝、香附。

❀ 胸部气闷

党参 30 克，香附 30 克，玫瑰花 20 克，泡水代茶饮。

❀ 食积肚胀

香附 15 克，陈皮 10 克，泡水代茶饮。人会闷不外乎就是"肝胆情绪动了"，还有"脾胃不消化"，陈皮能够健脾胃气，而香附能疏肝胆气。

❀ 撞伤、胸闷堵

香附、三七、丹参研粉，温酒冲服。血淤是果，气滞才是因，气机通达了，局部就不会有瘀血，交通畅通了，局部就不容易塞车。

❀ 膝关节酸软无力

四逆散加香附、杜仲、枸杞子、巴戟天、川牛膝、狗脊、黄芪。

❀ 梦魇、手脚无力

桂枝汤加红参。红参甘甜益力生肌肉，桂枝辛香定痛祛寒湿。桂枝打先锋路，红参补到里面去。

❀ 气郁眼目胀痛干涩

四逆散加生麦芽、陈皮。

❀ 压气饭

四逆散、丹参、三七、陈皮、麦芽。丹参、三七活血行气最好对药。陈皮、麦芽疏肝健脾最好对药。

❀ 痰浊蒙蔽（贪心病）

用温胆汤，陈皮、半夏、茯苓、甘草、枳实、竹茹。如果嘴唇乌暗的加丹参、三七，治痰先治血，血活痰自灭，这叫活血温胆汤。

❀ 胸痹、气短

用橘皮、枳实、生姜三味药。枳实堪称破胸锤，把痰气往下破，陈皮能洗涤心脑血管的油腻，生姜能够降腻，能够暖心脏。

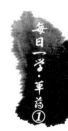

🌼 乳腺增生

重用陈皮 50 ～ 80 克，重用陈皮可以疏肝理气，轻用陈皮可以健脾和胃。再加王不留行、丝瓜络、夏枯草各 30 克，随症加减，治疗各类乳腺增生，效果超级好。

🌼 爱发脾气

用陈皮莱菔缨茶。

🌼 熬夜失眠腰酸没胃口

用苍术、陈皮、砂仁煮水，送服六味地黄丸，苍术能振脾，而陈皮能醒脾，砂仁能健脾。

🌼 感冒后流鼻涕

四逆散合二陈汤加山楂、神曲、麦芽。

🌼 生气后咳喘痰多

柴胡、白芍配合六君子再加姜辛味，干姜、细辛、五味子，六君子里头有陈皮，柴胡、白芍解其郁，六君子治其本，姜辛味温化肺中的停痰留饮治其标，标本并治，其效必快啊。

🌼 三叉神经痛、偏头痛

选奇汤（羌活、防风、黄芩、甘草）再加陈皮。

🌼 牙鼓包

大黄、甘草、薄荷、陈皮各 10 克。牙包为阳明胃火上攻，大黄、甘草去阳明胃火，包就是一团肝郁气滞之象，陈皮、薄荷可行气解郁。

❀ 眼珠痛

夏枯草、陈皮。

❀ 生气耳鸣

柴胡、香附、川芎、陈皮打粉，热水冲服。

❀ 生气拉肚子

白术、白芍、防风、陈皮。

❀ 气郁关节痛

四逆散加陈皮、麦芽、胸三药（枳壳、桔梗、木香）。

❀ 风寒感冒

陈皮、紫苏叶、香附、甘草，怕冷加生姜，治疗外感风寒，里面气滞。

❀ 鼻塞

辛夷花 15 克，陈皮 1 克，加姜丝，煮水喝。

❀ 生气耳鸣

香附、柴胡、川芎、陈皮打成粉，水冲服。

❀ 目珠痛

夏枯草、陈皮。

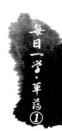

✿ 口臭

陈皮、紫苏叶、藿香泡茶饮，舌苔白腻加佩兰。

✿ 牙齿酸软

骨碎补加陈皮。

✿ 磨牙

陈皮煮水浓煎饮。

✿ 慢性咽喉炎

陈皮、桔梗、甘草泡水代茶饮，还可加点蜂蜜，滋阴润燥。

✿ 咳嗽

白天多属热咳，陈皮加绿茶。

晚上多属寒咳，陈皮加生姜，也可再加点红糖。

✿ 消化不良

陈皮加鸡屎藤，肚子冷的加生姜，肚子热的加绿茶。

✿ 呕吐

吃冷的东西呕吐，用陈皮、生姜。

吃热的东西呕吐，用陈皮、竹茹、砂仁、苏梗。

怀孕呕吐尿黄，用陈皮、芦根。

怀孕呕吐尿清，用陈皮、苏梗。

✿ 乳腺炎乳腺增生

陈皮 30 克，生甘草 5 克，橘叶 5 克。

✿ 解酒

小柴胡颗粒配陈皮。

✿ 便秘

麻子仁丸配陈皮、黄芪、党参，再兑点蜂蜜。

✿ 痰湿血压高

陈皮、玉米须煮水喝。

✿ 脚肿

冬瓜、陈皮、赤小豆、生姜汤。

✿ 冻疮

陈皮打粉敷。

✿ 容易长疮

一味香附散冲水服。

✿ 疮

肠内疮毒，四逆散加红藤败酱草。

肺内疮毒，四逆散加白芥子、莱菔子、紫苏，鱼腥草。

皮肤外面长疮毒，四逆散加陈皮。

脂肪瘤，四逆散加皂角刺、穿破石。

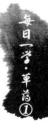

❀ 小孩体弱不爱吃饭

地斩头熬粥喝。

❀ 急性胃痛

地斩头、黄荆子煮水喝。

❀ 老人哮喘

地斩头加陈皮熬粥喝。

❀ 老人脚肿，腿脚无力

黄芪、地斩头、陈皮、赤小豆熬汤喝。

❀ 中暑肚子痛

地斩头捣烂炖煮，喝汤，药渣敷肚脐。

❀ 咽炎

地斩头、白花蛇舌草煮水喝。

❀ 百日咳

地斩头陈皮粥。

❀ 跌打损伤

地斩头捣烂加酒炖敷，可以用手拍打患处周围。

❀ 尿道炎

络网藤、地斩头。

🌸 护胃团队

地斩头、生姜、陈皮。

🌸 猫狗咬伤

地斩头捣烂敷。

🌸 牙痛

地斩头捣烂调蜂蜜喝。

也可用地斩头煮鸭蛋，喝汤吃蛋。

🌸 肾炎水肿

地斩头加薏苡仁、赤小豆各30克，煮水喝。

🌸 肝硬化腹水

地斩头、白花蛇舌草、半枝莲、生姜，煮水喝。

🌸 小孩食积

一味鸡屎藤研末，水冲服。

🌸 关节痛、疝气

鸡屎藤加紫苏叶。

🌸 老年人腿脚不利索

鸡屎藤、花椒煮水泡脚。

🌸 拉肚子不干净

一味鸡屎藤煮水。

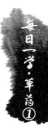

❀ 中暑

鸡屎藤根煮水。

❀ 无名肿毒

鸡屎藤捣烂敷。

❀ 大病后胃口不好、肿胀

鸡屎藤、黄芪煮水喝。

❀ 睡不着

鸡屎藤煮水喝，胃不和则卧不安，鸡屎藤化饮食积滞，胃肠积滞一去，自然心神安和，睡眠香甜。

❀ 胃痛

鸡屎藤 50～100 克煮水喝。

❀ 胸闷

鸡屎藤 50～100 克煮水喝。

❀ 饮食过度

鸡屎藤 50～100 克煮水喝。

❀ 咳嗽

鸡屎藤根 50～100 克煮水喝。

❀ 风湿关节痛

鸡屎藤泡酒喝。

慢性阑尾炎

鸡屎藤、红藤、败酱草煮水喝。

背疮

鸡屎藤捣烂一部分外敷，一部分水酒各半煎服。

农药中毒

鸡屎藤150克，绿豆50克，水煎服。

脂肪瘤包块

鸡屎藤打粉，水冲服。再配合管住嘴，迈开腿。

心脏闷堵

鸡屎藤、葛根、丹参、川芎煮水喝。

胃寒痛、胃下垂

蒌叶煮粥，后蒌叶炒饭。

痛经肚子凉冷

蒌叶、小茴香打粉，加姜丝煮粥。

局部痛痒

蒌叶、苦刺煮水喝，药渣再煎外洗。

白带偏多

蒌叶30克煮水，兑红糖。

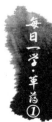

⚙ 尿道炎

急性尿道炎用蒌叶、海金沙。

慢性尿道炎用蒌叶、黄芪、海金沙、车前子。

⚙ 脚跟酸痛

蒌叶、炒杜仲。

⚙ 无名肿毒

蒌叶捣烂敷。

⚙ 肝病初起

蒌叶、木香、郁金、蒲公英、大小蓟、金银花、白花蛇舌草、半枝莲。

⚙ 自制百草油

蒌叶捣烂，加酒外擦，可以防治蚊虫叮咬，蜜蜂蜈蚣蜇咬伤。

⚙ 肚子冷胀

蒌叶捣烂加酒炖热贴肚脐。

⚙ 寒咳冷咳

蒌叶肉桂生姜粥。

⚙ 脚气水肿

蒌叶根煮水。

❀ 胃肠撑胀

葫芦茶浓煎，小口饮。

❀ 长斑

一味葫芦茶泡水喝。

❀ 小儿疳积

葫芦茶煮水兑糖喝。

❀ 肺热咳嗽

葫芦茶根煮水喝。

❀ 远行口渴

葫芦茶含在嘴里。

❀ 咽喉痛

葫芦茶煎饮，可以调点蜂蜜，少商穴放血亦有效。

❀ 腰痛

葫芦茶 30 克，赤小豆 30 克，炒杜仲 30 克。

❀ 脚肿胀

脚底发热，葫芦茶浓煎饮。

❀ 痱子红疹

葫芦茶浓煎饮。

✿ 拉肚子

葫芦茶、凤尾草。葫芦茶涩能收藏，凤尾草能清利湿热。

✿ 无名肿毒

葫芦茶、杠板归、仙人掌榨汁，外搽。

✿ 黄疸

葫芦茶煮水喝。

✿ 小孩面黄肌瘦

葫芦茶、山楂、黄芪煮水喝。

✿ 黄斑

葫芦茶、红花煮水喝。

✿ 腰痛

牛大力，五指毛桃煲汤喝。

✿ 重症肌无力

黄芪、五指毛桃各50克，牛大力30克，枸杞子20克，巴戟天15克，陈皮5克。

✿ 小儿尿床、老人尿失禁

五指毛桃、黄芪、枸杞子、牛大力、金樱子。

❀ 抽筋

牛大力 30 克，淫羊藿 30 克，小伸筋草 15 克。

❀ 体虚白带

牛大力、黄芪、五指毛桃。

❀ 流口水

牛大力、益智仁各 15 克煮水。

❀ 腰肌劳损

五指毛桃、杜仲、黄芪、枸杞子。

❀ 慢性肝炎

参苓白术散、牛大力。

❀ 体虚易感冒

玉屏风散加牛大力、生姜。

❀ 伤口难愈

牛大力、五指毛桃、板栗。

239

❀ 小贫血汤

牛大力 30 克，枸杞子 20 克，红糖、红衣花生、红枣，色红能够补血，升高血细胞。

❀ 关节肿痛

牛大力、五指毛桃、党参、枸杞、大枣，通补气血、

壮腰肾，通筋骨。

❀ 顽痰

牛大力、黄芪、陈皮。

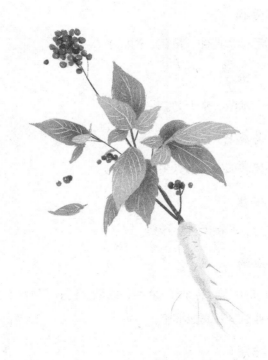

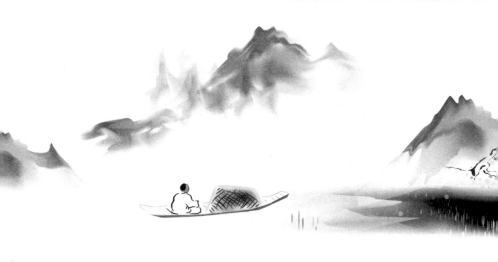

精彩语录

1.脾主欲，消化好，食欲就强，没有食欲，说明脾不肯动了。

2.麦芽茶和黄荆子茶都可以消食化积，一个偏向于疏通肝气解郁，一个偏向于清心除烦解暑，还能理气止痛。

3.这里痛那里痛属于什么？属于风，风者善行而数变。

4.现代两个问题最常见，一个是吃撑了，一个是郁闷，黄荆子茶能消融宿食，又能宽胸解郁，等同于四逆散和保和丸的完美结合。

5.胸肺的痰来自于哪里？来自于脾胃，脾胃有食积，胸肺的痰就咳不干净。

6.治咳不治咳，治他咳嗽的根源，治他的老板，是痰在作怪，擒贼擒王，射人要射马。

7.黄荆子降中有升，形成一个太极，降浊的同时，又能升清阳，通鼻窍。

8.肠胃干净百病祛，肠胃垢积百病生，马齿苋就是一味肠道的"清道夫"，能把肠胃的黏痰浊垢扫下来。

9.治病有时要有打持久战的思维，有时看似很长其实很短，因为它彻底好了。

10.治疮同时要兼顾脾胃，脾胃是疮的粮草，用马齿苋洗涤胃肠积滞，捣毁疮包的粮仓，自然疮消火退。

11.兵马未动，粮草先行；粮草一断，万众立散。

12.肠胃干净，病毒就很难亲近，家里干净，蚊虫就很少光临。

13.肺主皮毛，肺开窍于脾，毛孔通则鼻孔通，一通百通。

14.开鬼门，洁净府，百病消除，鬼门就是汗孔，把汗孔打开来，把小便放开来，一半的病就好了。

15.水管摁紧，水就会射得远，人的血管扭曲堵塞，血压自然会升高。

16.踢腿锻炼，同时疏通到三阴三阳经，气通血活，汗水一出，心胸自然打开，笑脸自然来。

17.疏肝则人少生气，通肠则心胸宽畅。

18.消耗肝部最厉害的就是发怒跟喝酒，怒伤肝，酒伐木。

每日一学·草药①

19. 我们不治病，要治坏习气，坏习气撤掉，再用药去调，身体就好得快。

20. 如果控制不了坏习气，就会早富早得病，这叫财多身弱，因为欲望是蚕食身体精血的最大元凶。

21. 复方甘草片能止咳，以其甘能缓急也。

22. 学问之道不在于多，而在于精，用兵之道不在于泛，而在于良。

23. 简单的动作重复的练就是功夫，重复的动作你开心的练就是境界。

24. 人生要找到一件对国家有意义，自己又喜欢，能够为之废寝忘食去干的事，你出来就是人中龙凤。

25. 知识太多了好难学，你要抓住一个点去突破，就像学药，你就先专门抓一味药来学习，把它研究透，再去旁通其他的药，你就能成为这味药的专家。

26. 诸花皆升，唯旋覆花独降。诸子皆降，唯苍耳子独升。

27. 每个医谚跟药谚，就是医药文化世界里头的瑰宝，比如王不留行路路通，妇人服了乳长流，冬吃萝卜夏吃姜，不劳医生开处方，早吃姜，胜参汤……你把它读熟了，里面有大智慧。

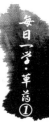

28. 运动量小，肺活量太小，肺开窍于鼻，所以中医治鼻不治鼻，治肺，黄芪、党参能提高肺活量。

29. 凡是邪气遇寒则凝，得温则行，大凡邪气伤人，它碰到寒凉的东西它就凝固了不肯走，它碰到温暖的东西就很通畅。

30. 中医厉害之处在于哪里？在于预防。一分钱的预防比一百块的治疗还厉害。

31. 小病不治大病之母，小洞不补大病一尺五。消防的最高境界就是让火不发生，不着火。善治小病、表病、病初起的人真的是高手。

32. 呼吸精气，独立守神，肌肉若一。人体孔窍不通，则百病生焉。

33. 汗出一身轻，肠通一身劲。你的汗一出来，浑身是轻松的，你的肠胃一通，手脚都是力量。

34. 工业有三大污染，废气废水跟废渣。人体也有三大污染，废气废水跟废渣。

35. 风药能够让人冲动，让人兴奋，让人富有活力，让人积极。

36. 傲慢的人要给他泻火，懒惰的人要给他升阳。所以你用药用得好，你可以药品出人生来。

37. 当你百病在五脏上转来转去，转不通，就跑到阴阳跟一气上面来，五脏生克皆是虚位，唯阴阳二气流通，乃为真机，就阴阳二气流通，那个才是中医的大秘密。

38. 毁掉人生的三种气，小气，傲气，怒气，四逆散专治这三种气。

39. 你从头到脚的病，就是外感风寒，内伤饮食，情志失调，筋疲力尽。

40. 莲花有种无人种，心火无烟日日烧。

41. 动怒耗人能量很快，熬夜最能让人筋疲力尽。

42. 人家看到的是你的眼病耳病嘴病肠胃病……我看到的是你的风寒病、饮食病跟情绪病，还有熬夜病。

43. 鱼生痰肉生火，青菜豆腐保平安。

44. 紫苏上可以解表、中可以解郁、下可以解毒。

45. 现代四大养生误区，第一容易发脾气。第二胡吃海塞。第三熬夜损精神。第四吹风扇空调冻到，又不爱运动，体寒。

46. 芳香药三大神奇作用。第一芳香能开窍，第二芳香能除湿，第三芳香令人积极冲动，有力量，可以化解疲劳。

47. 现在最大的一个问题，也就是未来要解决的环保，一个地方只要有雾霾，这个地方的人肺就不好，一个地方河流受到污染，这个地方血液病就多，一个地方周围空气不好的，这个地方皮肤病就很难好，一个地方如果是个不夜城，灯火通明的，这个地方的人肝脏就不好，肝脏得不到休息。

48. 一法之中，八法存焉，八法之中，百法存焉。

49. 身体强壮很简单，第一要排毒，第二要补能量，排毒就是降浊，补能量就是升阳。

50. 肺气肃降，则诸经之气莫不服从而顺行。

51. 粥油滋阴之功胜熟地。

52. 道家服食之秘在于千口一杯，细嚼慢咽。暴雨不湿地底，细雨润地三尺。

53. 饱食一顿，损三日寿命。肥多烂根，食多伤身。

54. 热咳三焦火，夜咳肺有寒。

55. 现在病不外乎就心情不好，精神不好，胃口不好。金不换解决没心情的问题，大枣解决没精神的问题，生姜解决没胃口的问题，因为金不换芳香可解郁，大枣甘甜能倍力气，生姜辛辣能开胃健脾。

56. 中医要有至简思维，人只要吃好，睡好，拉好，心情好，还有什么病？

57. 提高呼吸的排量，就提高了生命质量，吞吐量足，马力才足。

58. 气少则病，气尽则亡，不可不思，不可不慎。

59. 鼻窍开则百窍开，鼻窍闭则百脉闭。

60. 早起三朝顶个冬，早起一年多个冬。

61. 健康五绿生活，吃绿色的蔬菜，瓜果。在绿色的原野里生活，住在这种地方。赤脚在绿色的草地上走路。然后用这绿色的草药来疗伤。最后拥有一个环保绿色的心态。

62. 辛香定痛祛寒湿，苦寒清火消炎热，甘甜益力生肌肉，酸涩收敛涤污脓。

63. 你只要做到不跟人顶撞，不闭门留寇，这样的人学中医很快。

64. 芳香开窍，人窍闭了，就会痛，窍开了就不痛。

65. 周身之气通而不滞，周身之血活而不留瘀，气通血活，何患疾病不愈？

66. 芳香冲动，芳香行气，芳香化湿，芳香能除臭，芳香可以解郁，芳香可以发汗，芳香可以止痛，芳香可以化解瘤结，芳香可以开胃，芳香可以醒脾，芳香可以止咳。

67. 身藏杠板归，吓得蛇倒退。

68. 神农氏去采药，一日遇七十二毒，得茶而解之。

69. 茶能够通利二便，又可以清利头目。

70. 远行口渴，茶芯主之，口嚼即解。

71. 茶一碗喉吻润，二碗破孤闷。三碗搜枯肠，唯有文字五千卷。四碗发轻汗，平生不平事，尽向毛孔散。五碗肌骨清，六碗通仙灵。七碗吃不得也，唯觉两腋习习清风生。

72. 茶的造字是上面草，下面木，中间人，人常在草木间，懂得这个，就是真的会喝茶。

73. 汗出一身轻，肠通一身劲。

74. 茶叶乃寒凉之品，久虚体弱之人不可常服。

75. 《黄帝内经》讲生病的三句话，百病皆生于气，生病起于过用，德全不危。

76. 我慢高山，法水不入。茶杯永远在茶壶底下，你想获得智慧水，就必须谦虚低下。

77. 要有归零的心态，永远处于创业阶段，你就已经成功了。

78. 福要老来享，千万别少年享，少不可顺，中不可闲，老才会顺。

79. 怕苦苦一辈子，不怕苦苦一时，苦后就回甘了。

80. 茶是凉消，砂仁是温消，两者相配，中正平和。

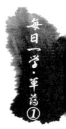

81.茶道文化背后就是中医药文化，就是中国文化。

82.茶可提神，也可以安神，它双向的，过量就可提神，小量就安神。

83.早起三光，你先要把屋子、庭院、厨房扫光，叫三光。晚起就三荒，你晚起的都荒掉了。

84.姜通边疆的疆，就是说生姜能够将我们边疆皮表变得牢固牢靠。

85.寒主痛，寒凝血淤，生姜，葱白温通之。

86.肺为水之上源，宣肺可以利水。

87.排尿要畅快有两大因素。第一，尿管要通畅，不要堵塞。第二，膀胱、肾要有力量。

88.半夏一两降逆，二两安神。

89.阳不入阴则睡不着，阳易出阴则容易醒。

90.绿茶能够苦降浊气，能够清洗一切脏毒，而生姜它可以发散，可以升一切清气。

91.顽固的痰要治心脏，肉桂生姜一配，能暖心脏的阳气。

92.掌握一味药受用一时，掌握背后的思维受益一辈子。

93.男人爱发火，女人爱生小气，发大火属热，生小气属寒。所以男用黄鹤丹（香附、黄连），女用青囊丸（香附、乌药）。

94.小康很多不健康，生活上小康了，身体上不康了。

95.有钱了要懂得过贫穷的日子，富贵了要多做体力活苦活，这样阴阳平衡，身体就会强壮。

96. 看别人不顺，是自己修行不够，气不顺就得百病，气顺则百病消。

97. 百病皆生于气，气血冲和，百病不生，一有怫郁，诸病生焉。人一旦有拂逆顶撞较量，各类病就起来了。

98. 不气不气真不气，切莫中了他人计，气出病来无人替。

99. 木克土，胃发堵，情绪一动摇，波涛汹涌，那个脾胃就翻江倒海。

100. 酒色财气四堵墙，人人都在里边藏，若人能够跳出去，不是神仙也寿长。

101. 精彩的永远属于今天，辉煌永远都在明天。

102. 陈皮为行气药第一品，乃天下第一和药。

103. 人鼻塞了肺活量就变小，肺活量小人就会变得小气没有魄力，因为肺主气，藏魄，气小了，魄力就不够。

104. 容易生气郁闷上火的人，是因为你气脉不通畅，气脉通畅了，气度自然变大。就单车道拥挤堵车，大家都很急躁烦，但改为三车道，交通一通畅，大家便舒服开心，郁闷全消了。

105. 舌苔厚腻，说明肠胃有堵塞，因为舌苔是肠胃是否干净的一面镜子。

106. 磨牙有几种原因，一是压力紧张，二是饮食过度，肠胃有积，三是记恨心重。

107. 生甘草偏于解毒，炙甘草偏于温补。

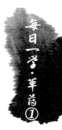

108. 无积不生热，没有炸药，你有导火线也引不爆。

109. 陈皮用五到十克，疏理脾胃气，用二三十克，则疏肝胆气。

110. 治病就三开，开他汗孔，让他少感冒；开他心情，让他少郁闷；开他胃口，让他消化好。

111. 久坐不动也会得高血压，所以人要少坐，多走动，就会可以有效地防治高血压。

112. 故书不厌百回读，熟读深思子自知，复习后会有很多新想法新思维跟新的见解见地。

113. 贴地而生的药草大多有利水的功效。

114. 有藤能够往外伸展，能通经络，藤类药像人体的经络，无处不通，无处不达。

115. 治风先治血，血行风自灭。所以治风先用藤，藤通风自去啊。

116. 藤类药有祛风、除湿、活血、止痛的效果。

117. 老年人脸上长斑，是浊垢积多了，积去斑自消。

118. 治疗口臭、脚臭有两个，一个用芳香药，一个用很臭的药。

119. 鸡屎藤煎汤来洗腰膝，可以治风寒湿痹痛，腰膝转动无力。

120. 锅底久不刮，火再大，饭菜也煮不香，人的肠道垢积多了，吃再好的营养也不能消化，所以要刮锅底，除锈垢，清除肠道垢积，胃口自然来，身体自然壮。

121. 胃不和则卧不安，一个人晚上吃太多睡不着的，只需要晚上少吃，吃清淡，睡眠自然能恢复正常。

122. 闷字是心关在门里，身体的经脉血管不通畅，就会让心闷住，不开心，只需要疏通经络血脉，摇动筋骨，舒展四肢，自然能气血通活，心胸开朗。

123. 鸡屎藤外可祛风寒湿，内克化食积，堪称小孩子健康的保护伞。

124. 心与小肠相表里，胃肠道堵塞，心就会不舒服。

125. 蓼叶治疗一切消化系统凉冷。

126. 诸湿肿满，皆属于脾，各种湿肿满，都是脾胃不爱动了。

127. 中老年人脚跟酸痛，大都是湿气下注。

128. 见肝之病，知肝传脾，当先实脾。

129. 蓼叶根能壮腰脚，叶可以散风寒，茎可以疏通肠胃经络。

130. 紫苏叶发散风寒，梗宽中下气，子能下气化痰。

131. 高血压用桑枝，眼睛红肿用桑叶，更年期骨蒸潮热用桑根白皮，肾虚腰脚酸软用桑葚。

132. 每日一学草药，日不缺讲，日不乏写。每天都不缺乏讲课，每天都不缺乏创造，即使你很蹩脚，最后你也会变得很强悍。

133. 一味药通上彻下，就可以灵活运用于各种疾病之中。

134. 蓼叶五大功效：祛风除湿，祛寒止痛，祛毒消肿，祛痰镇咳，祛湿利尿。

135. 葫芦茶乃极品凉茶，各类饮食饱胀，暑天上火的凉茶妙品。

136. 葫芦茶既可以消积杀虫，还可以解毒祛风，对于里有食积，外有风寒，百脉闭住的特效。

137. 一味葫芦茶，放在腌制品内，可以增强保鲜作用。

138. 便秘排泄功能失调，便毒入血，输送到头面来就会长斑。

139. 做人齐家治国修身做学问，全部在这个葫芦里头。

140. 葫芦肚大能容，能化解世间一切不平，可以消除天下一切烦恼。

141. 葫芦口小慎言，一个人有肚量过后又能够谨慎他的语言，嘴巴守得很好。

142. 守口如瓶，防意如城，这是修行的八字。

143. 人得绝症想要扭转命运，首先要做到这两点：第一善言不离口，第二乱想莫经心。

144. 悬壶济世，葫芦它直接拿这个来去悬壶济世，代表帮人的胸怀。

145. 农民他有最大的精神就是什么？精耕细作。

146. 工人唯一的品质叫精雕细琢工匠精神，我们中国就缺工匠精神，对那个境界造诣产品不断精益求精。

147. 商人的本质是精打细算。

148. 读书人的志向是精忠报国。

149. 古人读书志在圣贤，今人读书志在金钱，古人读书志在明理，今人读书志在名利。

150. 葫芦你一摇它药就出来，说明你做人做事要注重善巧方便。

151. 葫芦代表福禄，福禄寿尽在葫芦中。

152. 葫芦茶号称龙舌茶，能把舌苔给洗刷干净。

153. 肠道垢积不融化掉，它就挡住你营养吸收的通道，让你消化不良，没胃口。

154. 水亏则火旺，阳虚则阴寒。一个人会怕冷，肯定里面是阳虚少，一个人会上火，肯定是里面阴水不足。

155. 地骨皮就是枸杞子树的根皮，专门滋阴降火，退骨蒸劳热。

156. 黄荆子解暑第一，白花蛇舌草退高热第一，葫芦茶化积第一。

157. 人跟做事，要志往高处发，要有大局跟眼光，高大的境界。

158. 普及草药的愿景是什么？要在世界每一个角落都能看到我们中医药在那里发光发亮！

159. 要想提高效率，要大家有共同的目标愿景，孩子们包括我们大人，力往一处使，处于拼命精进状态。

160. 不明理的节俭叫贪婪。

161. 黄乃脾之色，小孩子肤色较黄，反映肚子有积，消化不良。

162. 治黄要活血，血活黄自灭。

163. 人体的卫气发源于下焦，补充于中焦，开宣于上焦。发源于下焦，你那腰马有力过，脾胃有力量很大，脾

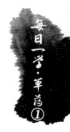

胃大的话，你的卫表就很厉害。

164.万物生长靠供养，没有供养不生长。

165.有刺能去风，治痒必带刺。

166.慢性病就要健脾肾，用参苓白术散加牛大力，脾肾并补。

167.土地板结了就要松土，庄稼才能吸收肥料，人的身体板结了，就要拍打拉筋，这样营养药物能够为身体所用。

后　记

一位患荨麻疹的患者来找我们看病。

我们建议他用刺苋和杠板归煮水来擦身子。

后来他跟我们说，这方法真是太好了，一擦就好，只是这药太难找了。

我们说，不难找啊，我们开心农场里到处都是。

他说，怎么不难找，我回去后，找了几个村庄田野都没找到，最后没办法，找老药工才帮忙找到一点。我们说，这些药不是到处都是吗？

他说，以前是，现在不是了，你们农场没打农药，很多草药还很齐全，但是大部分地方，要么是荒地杂草丛生，长不出草药来，要么打除草剂，什么药都没有。

我们望着远处的田地，有一大片是荒芜的，确实没有什么草药，而且有耕种的地方，农夫们都喷了除草剂，除了庄稼，什么都没有，而那一座座的山，都被种上了桉树，很多泉水都枯掉了……

举目茫茫，杂草荒芜，儿时的记忆涌上心头，那是一个充满了青草味的年代。

我们现在讲的草药，那时随处可见，只要身体不舒服了，就会到田野山边去随便拔一些草药，回来煲水喝。

255

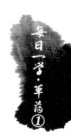

那些草药的味道，伴随着自己的童年，只知道生病了，就去拔些草药回来，就可以好。

而现在这种天然绿色的疗法，已渐渐地成为回忆了。

但农村里广袤的土地，却蕴藏着无限的生机与希望。

因此，我们不只要保护草药，更要保护环境，只有好的环境，才适合草药的生存。

我们要有绿色的草药疗法，首先要有绿色环保的心态。

有学生问，你种的菜有很多虫子，而且长了很多草，为什么不打农药？

我说，虫子吃剩的给我们吃。

事实上，我们这些蔬菜我们自己也吃不完，而且这种无公害蔬菜，吃起来味道与市场上买的有天壤之别。

伴随着百草百药长出来的蔬菜，虽然有虫子，但却茁壮成长，虽然有草跟它抢肥料，但却拥有强大的生命力。

这种带有百草香的蔬菜你吃过吗？相信这味道只留在童年的记忆中了。

这种蔬菜的产量低吗？其实一点都不低，我们种的蔬菜，常常多到送人都送不完。

生活在农药除草剂世界的人们，永远不知道纯自然农耕的神奇与伟大！

让我们人与大自然，庄稼与杂草，山林与草药，共生共荣，这样美丽和谐的世界，难道大家不想拥有吗？

一个人的健康不是真健康，整个世界环境的健康才是真健康。

每日一学·草药①